W0178054

Midlife Yoga

BARBARA DECKER

Midlife Yoga

Entspannt und stark in der Mitte des Lebens

»Sei du selbst die Veränderung,
die du dir wünschst für diese Welt.«

MAHATMA GANDHI

Inhalt

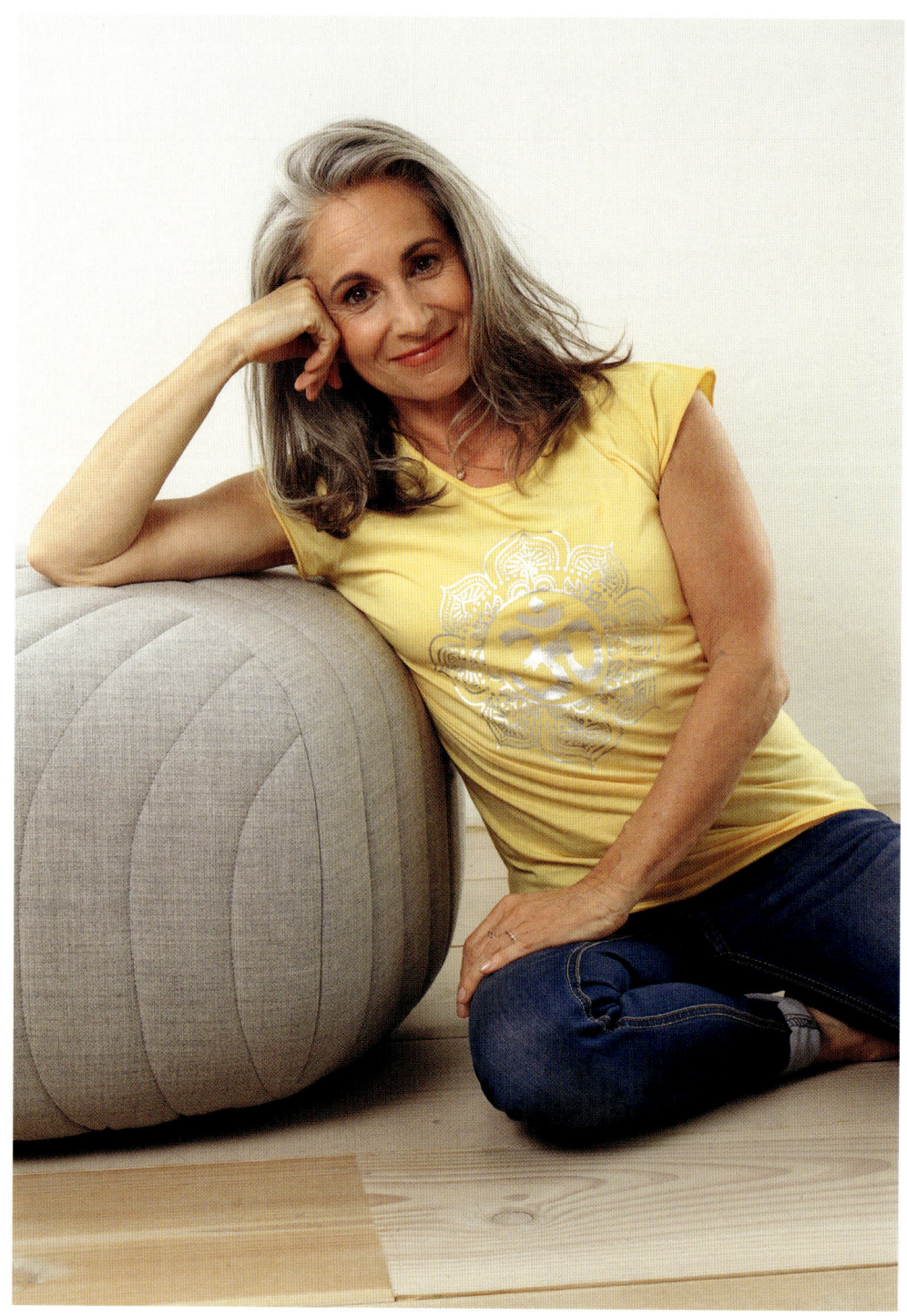

Jetzt
ist die beste Zeit!

Eines Sommers vor nicht allzu langer Zeit entschied ich mich während eines Spaziergangs im Park zu einer Rast auf einer sonnenbeschienenen Bank. Ich hatte in der Nacht kaum geschlafen, fühlte mich ausgelaugt, spürte plötzlich meine Gelenke und sorgte mich um Dinge, die mir bis vor Kurzem noch gar kein Kopfzerbrechen bereitet hatten. Da fiel mir die Inschrift auf einem kleinen Messingschildchen an der Bank ins Auge, das ein Bank-Pate darauf hatte anbringen lassen: »Jetzt ist die beste Zeit!«

Im ersten Moment wusste ich nicht, ob ich das nun komisch oder zynisch finden sollte. Die beste Zeit schien nämlich urplötzlich vorbei zu sein. Der Sommer meines Lebens verabschiedete sich unwiderruflich: Aus Fältchen wurden Falten, die Haare wurden dünner und grau ... Ich stolperte in die Wechseljahre wie ein schlecht ausgestatteter Wanderer, der mit Sonnenschein gerechnet hatte und dem Wetterumschwung nicht standhielt. Das Hormongewitter erwischte mich auf ganzer Linie: körperlich, geistig, seelisch. In meiner Unsicherheit lief ich von Arzt zu Arzt, recherchierte in Bergen von Ratgebern und Fachliteratur und erschöpfte mich in dem ganzen Drama. Bis ich die rettende Parkbank erreichte. Während ich einfach nur dasaß und in mich hineinspürte, wurde mir bewusst, dass sich mein bisheriges Leben weitgehend auf der Sonnenseite abgespielt hatte. Mich überkam eine tiefe Dankbarkeit für über 50 Jahre Dasein in Frieden, ohne echten Mangel an Nahrung oder Wärme, geboren in einem reichen, demokratisch regierten Land, aufgewachsen in sicheren Verhältnissen: frei, gesund, emanzipiert. Mit Möglichkeiten, die nur ein Bruchteil der Menschen auf diesem Planeten, besonders Frauen, haben. Ich blickte in die Natur, die gerade ihr Sommerkleid ablegte, und erkannte das große Ganze. Ich war bereit für den Wandel. Kurze Zeit später übernahm ich das Ruder wieder und brachte mich nach und nach auf Kurs.

Inzwischen begegne ich dieser herausfordernden Lebensphase der Wechseljahre gut gerüstet. Ich habe meine Yoga-Praxis, Ernährung und Gewohnheiten an die neuen körperlichen Bedürfnisse angepasst, tausche mich offen mit Frauen und Männern aus, überprüfe meine Ziele und Pläne kritischer, freue mich an kleinen Dingen, lache viel mit Freunden, meditiere öfter, experimentiere mehr, lebe bewusster. Es geht weiter hoch hinaus und tief hinunter ... und wird vermutlich so bleiben, wenn ich authentisch und wahrhaftig lebe.

In dieser Phase wurde ich als Best Ager Model für einen TV-Spot einer bekannten Kosmetikmarke ausgewählt. Im Frühling darauf musste ich ins Krankenhaus, kurz danach kam das Angebot für dieses Buch. Im Herbst starb dann mein geliebter Vater. Es war der Sommer meines Lebens ... oder zumindest einer davon. Jeder Moment ist anders, jede Erfahrung kostbar, jeder Atemzug einzigartig. In jeder Lebensphase entdecken wir uns neu. Jetzt ist die beste Zeit!

Klar zur Wende?

Mit Kompass durch die Phase des Umbruchs

Ausgangspunkt
hier & jetzt

Üben Sie schon länger Yoga oder planen Sie gerade den Einstieg?
In jedem Fall heiße ich Sie herzlich willkommen in der
stetig wachsenden Yoga-Community.

Authentisch sein?

Immer mehr Menschen begeben sich auf die Matte, die Krankenkassen unterstützen diesen gesundheitsfördernden Trend. Yoga bietet ein ganzheitliches Konzept mit körperlichen Übungen, Atmungs-, Reinigungs- und Entspannungstechniken, mit alltagstauglichen Regeln fürs individuelle und gemeinschaftliche Leben sowie Ritualen für die geistige Ausrichtung. Zu Letzterem gehört eine positive Denkweise genauso wie Achtsamkeit in dem, was man tut. Die Yoga-Lehre zielt seit jeher aufs unmittelbare, authentische Sein im Hier und Jetzt.

Der Begriff der Authentizität - Echtheit, Glaubwürdigkeit, Wahrheit - dürfte noch nicht im Vokabular der frühen schriftführenden Yogis enthalten gewesen sein. Heute aber erfüllen wir viele unterschiedliche Rollen innerhalb der Familie, im Beruf, in Freundeskreis und Alltag, entwickeln uns im Laufe des Lebens zu Persönlichkeiten, tragen Masken der Höflichkeit, leben diszipliniert, sind effizient, gesundheitsbewusst, sportlich, leistungs- und karriereorientiert und

vieles mehr. Dabei verlieren wir uns mitunter in den unterschiedlichen Konzepten und Lebensentwürfen, die meist auf Idealvorstellungen basieren, fühlen uns plötzlich leer oder sogar ausgebrannt, stellen die Sinnfrage und verlieren an Ausstrahlung und Optimismus. Das voranschreitende Alter erweist sich zudem als zäher Gegner - und lässt sich am Ende nicht besiegen. In der Lebensmitte authentisch zu sein bedeutet, den Körper zu akzeptieren, wie er ist: zunehmend spröder, weniger flexibel und belastbar als früher, vielleicht gezeichnet von Krankheiten oder Abnutzungserscheinungen.

Midlife Crisis

Oft ist es die Krise mitten im Leben, die uns zum Nachdenken zwingt: Wer bin ich ohne Namen, Titel, Zertifikate, Statussymbole, Medaillen von Siegen und Narben aus Niederlagen? Wer bin ich eigentlich, wenn ich nur bin? Kann ich ohne meine Gedanken(-schleifen) sein? Kann ich mich spüren? Mag ich mich so, wie ich geworden bin? Bin ich authentisch

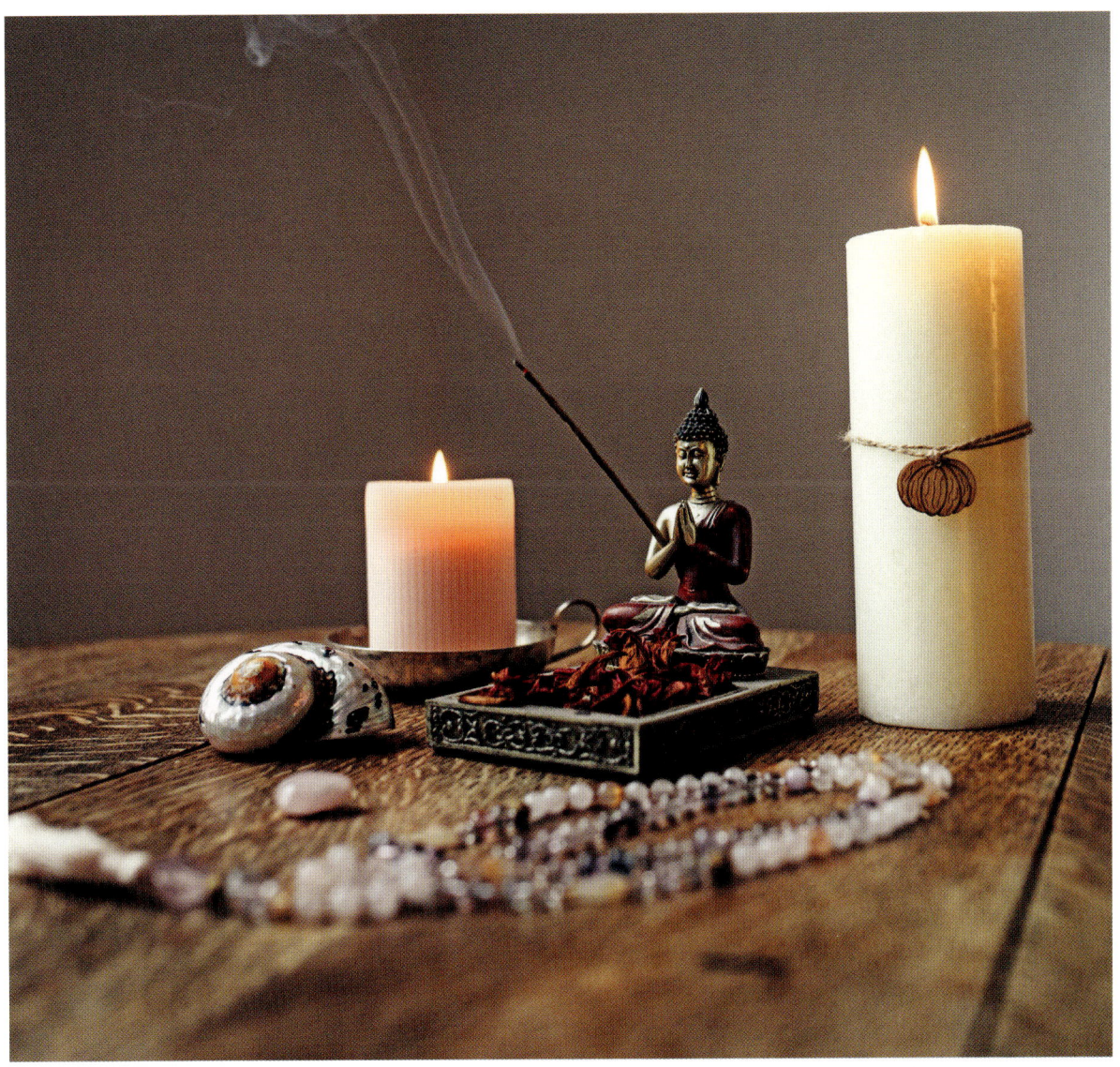

oder mir selbst abhandengekommen? Gemäß einer in 160 westlichen Staaten durchgeführten Studie zum subjektiven Wohlbefinden, die 2014 in der Online-Ausgabe des medizinischen Fachmagazins The Lancet publiziert wurde, lag das Stimmungstief der Probanden bei Mitte bis Ende 40. Anschließend geht es wieder aufwärts. Ausschlaggebend für das tiefe Tal in der Lebensmitte ist die Erkenntnis, dass zukünftig immer seltener positive Ereignisse oder gar Verbesserungen zu erwarten sind – die beruflichen Entwicklungen und persönlichen Beziehungen sind

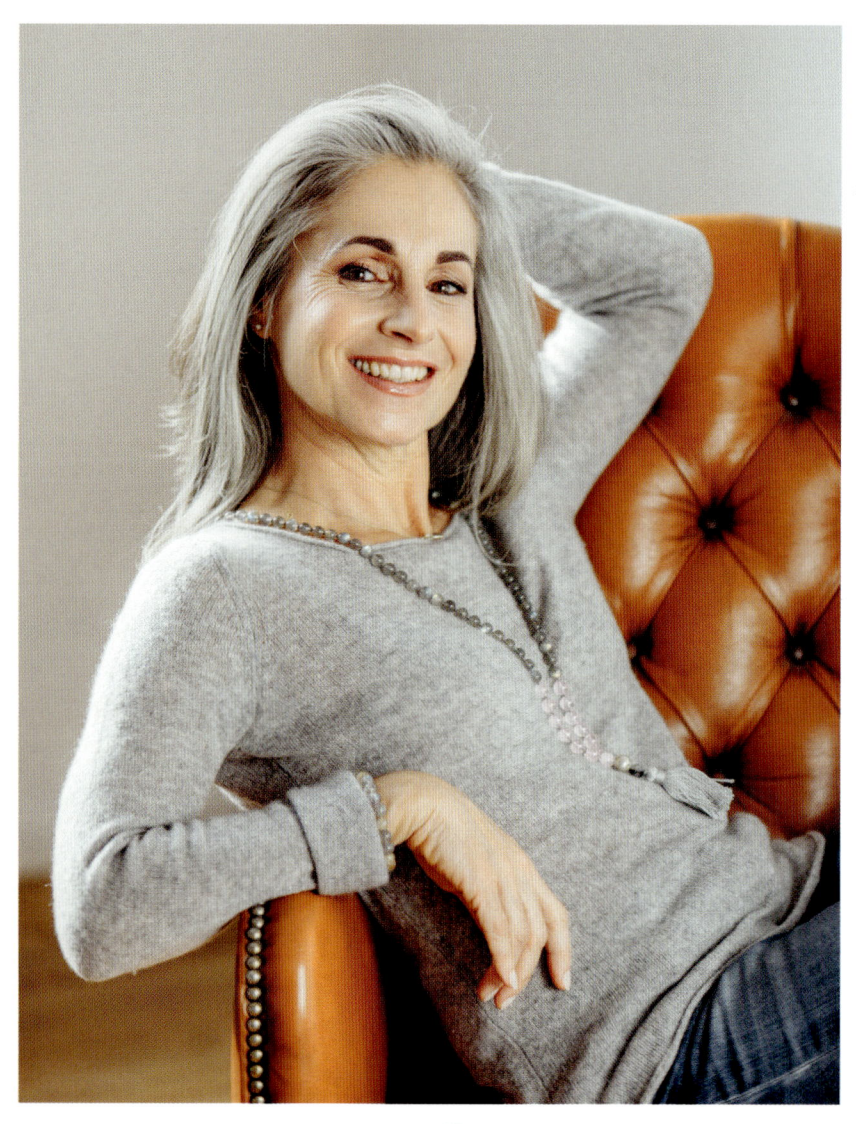

»*Wo immer du dich befindest,
ist dein Ausgangspunkt.*«

KABIR

festgelegt, das voranschreitende Alter zehrt an den Ressourcen, der Tod tritt auf den Plan. In dieser Phase kann ein auf die realen Bedürfnisse maßgeschneiderter Yoga-Stil hilfreich sein – für mehr Balance, Stabilität, Ruhe und Gelassenheit.

Der individuelle Yoga-Stil

Vermutlich sind Sie in der Lebensmitte und voll motiviert, aber leider läuft Ihnen die Zeit hinten und vorne davon? Für viele ist es kaum möglich, sich auf einen fixen Zeitpunkt an 5–7 Wochentagen mit striktem Übungsprogramm festzulegen. In einigen Yoga-Traditionen wird zwar so verfahren, aber ich kenne nur wenige Menschen, die über die Jahre dabeibleiben. Die Yoga-Philosophie im Allgemeinen schreibt keine strikte Übungsdauer, Uhrzeit oder Ort vor, aber es ist viel die Rede von Regelmäßigkeit, Selbsterkenntnis und Akzeptanz, ebenso Hingabe, Mitgefühl und Gelassenheit.

Finden Sie die Nische im Alltag Ihrer durchgetakteten Arbeitswoche: irgendwie, irgendwo, irgendwann. Als Berufstätige, Pflegende, Mütter oder Alleinerziehende fällt es oft schwer, am Ball zu bleiben, nach einer Krankheit oder anderen Schicksalsschlägen wieder aktiv zu werden, ist besonders schwer. Viele meinen auch, ein bestimmtes Niveau halten zu müssen: Aber einem fünfzigjährigen Körper das Leistungspensum von Dreißigjährigen zuzumuten, grenzt nahezu an körperlichen Missbrauch. Es ist nie zu spät,

mit Yoga zu beginnen oder die Praxis auf einem angemessenen Level fortzuführen. Experimentieren Sie und begeben Sie sich auf Ihren ganz persönlichen Yoga-Pfad mittels Übungen, die den tatsächlichen Bedingungen der transformierenden Lebensmitte entsprechen und sich einfach in den Alltag integrieren lassen: mal aktivierend, mal entspannend, hormonbalancierend, schlaffördernd oder sanft regenerierend – täglich anders, immer individuell.

Ausstrahlung statt Perfektion

Je früher wir uns den Sinnfragen stellen, desto mehr Zeit bleibt, um Veränderungen zu bewirken und sich vielleicht sogar neu zu (er-)finden. Das Ergebnis wird sicherlich nicht so perfekt wie bei (photogeshopten) Models in Hochglanz-Magazinen oder bei Leistungssportlern sein, dazu wäre ein immenser Aufwand nötig. Dieser Aufwand wäre nicht nur überproportional hoch für ein neues Selbstkonzept, in vielerlei Hinsicht lässt sich zudem mit einem allzu hohen Leistungsanspruch gar nichts erreichen. Versöhnen Sie sich stattdessen mit sich selbst und werden Sie schlussendlich so, wie das Universum Sie erdacht hat. Setzen Sie lieber auf Ihre ganz persönliche Ausstrahlung, statt sich an Perfektion abzurackern. Der Pfad des Yoga führt ohne Überanstrengung zu dem, was wesentlich, essenziell und echt ist. Authentisch leben heißt, den Wandel einzukalkulieren, nach vorne zu blicken und Altes hinter sich zu lassen. That´s real life!

Weiblichkeit im Wandel

Reden Sie sich nicht ein, dass Ihre fruchtbaren Tage gezählt sind. Rein biologisch sind wir zwar zur Lebensmitte hin ausgereift, haben vielleicht Kinder bekommen und die reproduktive Phase ist vollendet. Vor nicht allzu langer Zeit war ein Menschenleben zu diesem Zeitpunkt tatsächlich vollzogen, die Moderne allerdings beschert uns sozusagen eine »zweite Halbzeit«. Vielleicht, um der nachfolgenden Generation als unterstützendes Role Model zu dienen? Die Essenz unseres Lebens existiert fort, bildet im Verborgenen gar kräftige Triebe und drängt zu weiterer Entwicklung. Das Wachstum vollzieht sich nun eher auf geistiger und seelischer als auf körperlicher Ebene. Bisher vertraute Konzepte, Verbindungen und Gewohnheiten erweisen sich als überholt und wandeln sich plötzlich: Dies kann verwirren, Ängste, Krisen und Unsicherheiten auslösen, Fragen aufwerfen. Tauglich für uns ist schlussendlich, was sich nicht nur als schöner Schein erweist, sondern uns stabilisiert und damit durch den Alltag bringt.

Viele alte Kulturen würdigten diesen Abschnitt weiblicher Transformation und die Lebensreife: Die weisen Älteren und Alten, sie hatten ihren angestammten Platz in der Gemeinschaft, ihr Wissen war essenziell für die nächste Generation. Heute hingegen halten Frauen ab der Lebensmitte in zunehmendem Maße am Konzept ewiger Jugend fest, verordnen sich einen Relaunch mit teilweise absurden Verjüngungsmaßnahmen und konkurrieren mit den Jungen. Physische und psychische Signale wie Schmerz,

negative Emotionen oder eben die Symptome des Reifungsprozesses werden verdrängt.

Manches Alte aber muss losgelassen werden, damit aufs Neue ein fruchtbarer Lebensabschnitt beginnen kann. Die biologische Reproduktion

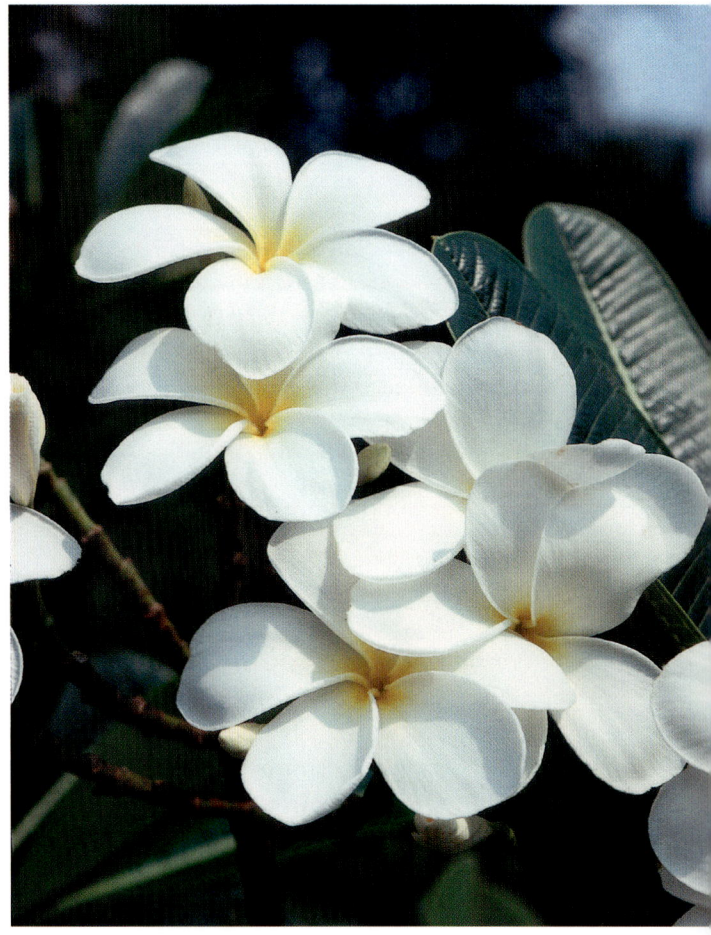

> *»Die kräftigsten Bäume wachsen oft unter den schwierigsten Bedingungen.«*
>
> UNBEKANNT

steht nicht länger im Vordergrund. Der Körper baut sich um wie einst in anderer Weise in der Pubertät. Die Natur fordert ihr Recht und ringt ein allzu sehr auf bisherige Rollen und Persönlichkeitsentwürfe fixiertes Ego nieder. Was bringt es jedoch, an der Mutterrolle eisern festzuhalten, wenn das Nest bereits leer ist? Der Freundeskreis oder Ihre Familie fixieren Sie? Biologische Veränderungen und damit einhergehende seelische Reaktionen können dazu führen, dass die Chemie mit dem Partner plötzlich nicht mehr stimmt. Kein Wunder: Die Hormonfabrik rüstet um. Führen wir uns die Fakten klar vor Augen, um zu begreifen, was da eigentlich genau passiert.

Die Wechseljahre

Bis etwa zum 30. Lebensjahr ist der Körper in der Aufbau- und Wachstumsphase, erreicht den physischen Zenit hinsichtlich Knochendichte, Hormonspiegel und Belastbarkeit. Dann zeigen sich allmählich erste Fältchen, die Haare verändern ihre Struktur und Fülle, die Sehkraft, Muskelmasse und Kondition nehmen ab, das Gewicht steigt

möglicherweise - all dies markiert den Wandel. Etwa in der Lebensmitte, die durchschnittlich bei 40 Jahren liegt, verändert sich die Hormonsituation der Frau. Die Eierstöcke produzieren weniger Geschlechtshormone, der Eisprung setzt immer mal wieder aus, die Fruchtbarkeit nimmt ab. Die Menstruationszyklen sind in dieser Phase anfangs kürzer, dann meist länger - bis die Monatsblutung endgültig versiegt.

Menopause

Die letzte Blutung wird Menopause genannt und erfolgt bei einem Durchschnittsalter von etwa 50 Jahren: Manche Frauen haben die letzte Regel bereits mit 40, mitunter auch früher, andere erleben die Menopause hingegen erst mit Mitte 50. Bis die hormonelle Umstellung komplett vollzogen ist, vergehen oft noch weitere Jahre. Diese von Frau zu Frau variierende Zeitspanne hormoneller Veränderungen wird als Wechseljahre oder Klimakterium bezeichnet. Eine Entfernung der Eierstöcke und Gebärmutter bewirkt einen ähnlichen Zustand.

Hormonelle Veränderungen

Während der Menstruationszyklen in der fruchtbaren Lebensphase einer Frau balancieren sich die Hormone Östrogen und Progesteron aus: Ein Hormon fällt, während das andere ansteigt, und umgekehrt. In der Phase des natürlichen Klimakteriums sinkt zunächst der Progesteronspiegel, das Östrogen befindet sich weiterhin im Normalbereich - allerdings

»Gelassenheit ist eine anmutige Form
des Selbstbewusstseins.«

MARIE VON EBNER-ESCHENBACH

nun verhältnismäßig im Überschuss (Östrogendominanz). Im weiteren Verlauf sinkt das Progesteron weiter ab, und der Östrogenspiegel beginnt stark zu schwanken: In den Eierstöcken reifen nicht selten ganze Gruppen von Eizellen heran statt nur einzelner pro Zyklus. Dies erklärt übrigens die Häufigkeit von Zwillingsgeburten im fortgeschrittenen Gebäralter. Der Progesteronabfall begründet sich damit, dass immer weniger heranreifende Eizellen den kompletten Prozess des Eisprungs durchlaufen. Die weiteren weiblichen Geschlechtshormone FSH (follikelstimulierendes Hormon) und Gelbkörperhormon, die exakt an den Zyklusverlauf angepasst von der Hypophyse des Gehirns freigesetzt werden, verzeichnen ebenfalls starke Schwankungen aufgrund der unregelmäßigen Eisprünge. Kurz vor der letzten Blutung, der Menopause, stabilisiert sich die hormonelle Konzentration dieser beiden Hormone – wie eine Umstellung von Wechsel- zu Gleichstrom – auf einem höheren Level bis ans Lebensende. Wechseljahresbeschwerden sind Zeichen des variierenden Östrogen-Progesteron-Spiegels.

Wechseljahresbeschwerden:
▸ Unregelmäßige und anomale Regelblutung
▸ Berührungsempfindlichkeit der Brust und Anschwellen des Brustgewebes
▸ Stimmungsschwankungen: Reizbarkeit, Nervosität, Depression, innere Unruhe, Unsicherheit
▸ Gewichtszunahme
▸ Blasenschwäche
▸ Gliederschmerzen
▸ Reduzierter sexueller Antrieb und allgemeine Lustlosigkeit
▸ Vaginale Trockenheit
▸ Ödeme und Wasseransammlungen im Gewebe
▸ Schlafstörungen
▸ Herzrasen
▸ Hitzewallungen
▸ Verminderte Leistungsfähigkeit bis hin zu Erschöpfung
▸ Kalte Hände und Füße, Kreislaufschwäche, Kopfschmerzen
▸ Konzentrationsschwäche

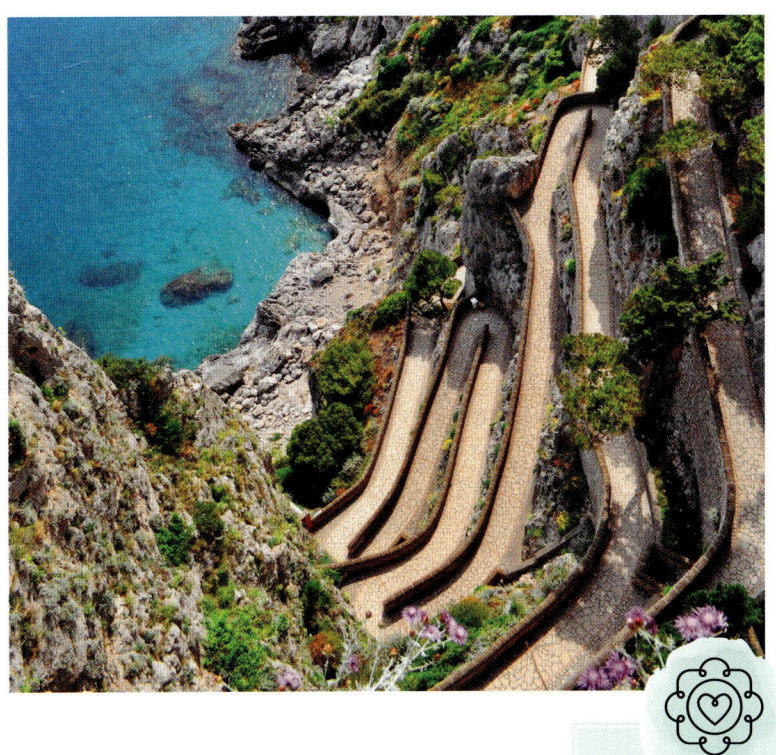

Das Leben – eine Achterbahn

Nach etwa 500 Menstruationszyklen und einem statistisch betrachtet halben, aber erfahrungsgemäß randvollen Frauenleben steht ein General-Check aller Lebensbereiche an: Ernährung, Gesundheit, Familie, Freunde, Gefühle, Beziehung, Beruf, Hobbys ... Wo muss losgelassen werden? Wo braucht es Veränderung? Was fehlt? Blicken Sie in Ihr Leben wie in einen vollen Kleiderschrank und mustern Sie aus, was nicht mehr passt. Die unruhigen Phasen der Wechseljahre konfrontieren uns mit unerfüllten Wünschen, Sehnsüchten und Bedürfnissen – ein Spiegelbild der Pubertät unter umgekehrten Vorzeichen, die vor einem mehr oder weniger halben Leben die Welt auf den Kopf stellte und uns aus der Familie löste. Erinnern Sie sich an Ihre Pubertät mit den hormonellen

Die »Grande Dame« des Hormon-Yoga, Dinah Rodriguez, hat den Schwerpunkt ihrer Yoga-Lehre ganz auf das Thema »Wechseljahre« gelegt und mit »Hormon-Yoga« ein Standardwerk und nützliches Handbuch für diese herausfordernde Lebensphase geschaffen. Die Pionierin Dr. med. Christiane Northrup lieferte mit »Weisheit der Wechseljahre« einen umfangreichen Bestseller, der Antworten auf viele Fragen gibt und die betroffenen Frauen zu Wort kommen lässt.

Umstellungen und die unmittelbare Zeit danach: Ihre Träume, Gefühle und Konflikte sowie die Literatur, Musik und Filme, die Sie sprichwörtlich in großen Dosen konsumiert haben. Sie waren eine leidenschaftliche Rebellin, streitbare Kriegerin, musische Träumerin, feurige Geliebte, hitzköpfige Diskussionspartnerin, überzeugte Idealistin, aufbruchsbereite Abenteuerin, vorausdenkende Avantgardistin, mutige Aktivistin, ein glühender Fan, waren bis über beide Ohren verliebt oder eine höchst launische Katze ...

Während der Phase der Familiengründung und des beruflichen Werdegangs richtet es die Natur per Körperchemie dann so ein, dass diese Allüren in den Hintergrund treten: Wir passen uns den gesellschaftlichen Normen und Maßstäben an, schlüpfen in die Rollen der Mütter, Ehefrauen oder Lebensabschnittsgefährtinnen. Bis uns die Wechseljahre nach einer Achterbahnfahrt der Hormone quasi »auf Werkseinstellung« zurückversetzen. So sollten wir es den Männern erklären, deren Hormonspiegel einen vergleichsweise gemäßigten Sinkflug verzeichnet ... und den verloren gegangenen Faden wieder aufnehmen, um an einem Lebenskonzept zu stricken, das – neben oder vielmehr trotz Familie, Beziehung und Beruf – maßgeschneidert zu uns passt. Die Zufriedenheit ist die Mutter aller Bedürfnisse, ihre Verbündete ist die Gelassenheit. Statistiken belegen übrigens, dass das Zusammenspiel aus Hormonspiegel und Gehirnchemie uns den für die Wechseljahre typischen Gefühlscocktail

aus unter anderem Wut, Niedergeschlagenheit, Unruhe, Erschöpfung kredenzt – in allen Kulturen werden Frauen alt, aber vorwiegend in den reichen »Erste-Welt-Ländern« häufig beschattet vom Wechseljahr-Syndrom. Dieser Lebensabschnitt scheint besonders Frauen, die in der Hochleistungsgesellschaft moderner Industrienationen leben, Stress zu bereiten – anders lässt sich das Phänomen kaum erklären.

Krise als Chance

Die mittleren Jahre sind eine stressige, aber sehr wichtige, krisenanfällige Übergangsphase ähnlich der Pubertät, eine Zeit der Sinnsuche und der Neudefinition. Sie müssen akzeptieren, dass Sie nicht mehr die sind, die Sie mal waren. Sie müssen sich selbst neu kennen- und im besten Fall auch mögenlernen. Das Geschlechterrollen-Diktat bedeutet zusätzlichen Druck, Frau will schön, der Mann will stark sein – wer sich davon in mittleren Jahren nicht löst, hat verloren.

PROF. PASQUALINA PERRIG-CHIELLO,
ENTWICKLUNGSPSYCHOLOGIN

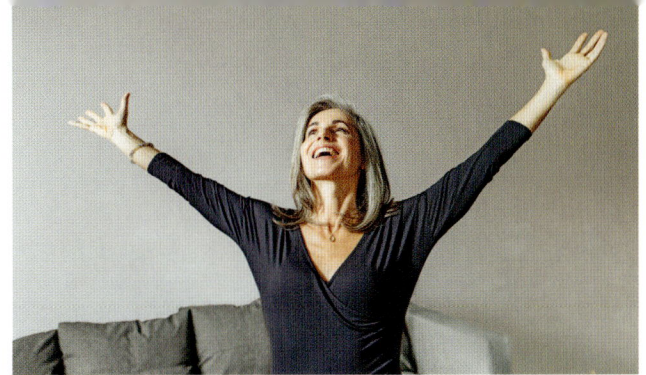

Stress
lass nach!

Älter werden ist nichts für Feiglinge – weil der permanente Alltagsstress zusätzlich an Körper, Geist und Seele zehrt. Atmen Sie durch und steigen Sie aus dem Hamsterrad aus – zumindest für kurze und regenerierende Auszeiten.

Wie entsteht Stress?

Eine Herausforderung, an der wir wachsen oder scheitern können, gleicht einer Medaille mit zwei Seiten. Eine Seite offenbart sich zum Beispiel bei Antritt eines neuen Jobs: Wir entwickeln, positiv gestresst, Selbstvertrauen und soziale Kompetenzen oder gewinnen Knowhow, das Nervensystem vernetzt sich unter den multiplen Anforderungen neu. Die Kehrseite der Medaille ist, dass während einer Krise oder einer bedrohlich wirkenden Situation der Organismus kurzfristig Ressourcen mobilisiert, um dem Aggressor standzuhalten oder ihm zu entfliehen. Solch eine akute Stressphase hat einen klaren Auslöser und ein absehbares Ende, gefolgt von Entspannung.

Problematisch wird es, wenn eine Situation in Macht- und Hilflosigkeit mündet oder das Stresserleben chronisch wird. Für beides gibt es keinen Ausweg – weder für eine individuelle Situation noch für das fortwährende Hamsterrad des Alltags. In letzterem Fall bewirkt oft der Zwang zur Perfektion – die Selbstoptimierung und der äußere Leistungsdruck – den Stress. Wir sind von Kindesbeinen an auf Leistung konditioniert und haben dieses Konzept verinnerlicht, boxen uns durch, setzen die Ellbogen ein und arbeiten verbissen, um unsere Ziele zu erreichen. Wir wollen zu den stärksten, besten und schönsten Mitgliedern einer Gruppe gehören, um anerkannt, geliebt und respektiert zu werden. Der Körper ist den Folgen dieses Konzepts ausgeliefert.

> *»Magengeschwüre bekommt man nicht von dem, was man isst, sondern von dem, was einen auffrisst.«*
>
> LADY MARY WORTLEY MONTAGU

Stress – reine Kopfsache?

Stress entsteht bei der Einschätzung einer Situation im Kopf. So ordnen wir beispielsweise den Sound, den unsere Lieblings-Rockband erzeugt, anders ein als den eines Laubsaugers. Das Erleben wie im Beispiel aus dem erhöhten Dezibel-Bereich aktiviert je nach Einstufung Stress- oder Glückshormone, die den gesamten Organismus auf psychischer und physischer Ebene durchdringen. Wie die Situation eingeordnet wird, entscheidet im Gehirn die Amygdala oder der Mandelkern, ein Teil des Limbischen Systems, das Emotionen bildet, verarbeitet und speichert. Die Amygdala ist an der Furchtkonditionierung beteiligt und gleicht einer Warnsirene. Das Erleben wird blitzschnell mit gespeicherten Erfahrungen abgeglichen und auf ihr mögliches Gefährdungspotenzial hin analysiert. Wird die Situation als bedrohlich identifiziert, kommt sinnvollerweise eine Stresskaskade in Gang: Der Sympathikus, das »Gaspedal« des autonomen Nervensystems, wird aktiviert, Stresshormone werden ausgeschüttet. Das Problem ist, dass der Sympathikus nur die Bedienungseinstellung »Vollgas« kennt, entsprechend dem archaischen Konzept »Flüchten oder Standhalten«. Wenn sich die Bremse des Gegenspielers Parasympathikus nun nicht bedienen lässt, weil das Gaspedal klemmt, geraten wir in die Stressfalle des sich permanent drehenden Hamsterrads, das uns möglicherweise bis zum Burn-out erschöpft. Der aktive Zustand lässt sich nicht mehr in den parasympathischen Ruhemodus zurückregulieren, der Organismus steht unter permanentem Stress.

Stress stresst den ganzen Körper

Akuter Stress lässt den Spiegel der Stresshormone rasch ansteigen. Die Schilddrüsenhormone erhöhen zum Beispiel die Herzfrequenz und aktivieren den Energiestoffwechsel. Cortisol aktiviert den Glykogenabbau in den Muskeln und ist eigentlich dafür verantwortlich, die Stressreaktion wieder zu deaktivieren. Wenn jedoch keine ausreichenden Ruhephasen eingelegt werden – wir hetzen ja täglich von der Schule an den Schreibtisch und zum Supermarkt, ins Fitness-Studio sowie zu Elternabend oder Event –, dann wird ständig Cortisol ausgeschüttet, was zu Unruhezuständen und Schlafstörungen führen kann. Der Stoffwechsel ist angekurbelt: Im unheilvollen Zusammenspiel wird die Ausschüttung der regenerierenden Wachstumshormone unterdrückt, die uns ein ungestörter Tiefschlaf beschert.

Eine weitere Folge kann ein beständig erhöhter Muskeltonus sein, der Verspannungen und Erschöpfungszustände bewirkt, da der Körper nicht zur Ruhe kommt. Dies wirkt sich letztlich auf Organe, Bindegewebe, Drüsen, Nerven- und Immunsystem aus. Der Organismus ist erschöpft unter anderem durch die kontinuierliche Anspannung, die entgleiste Hormonsituation und Nervosität, den Schlafmangel, die Energielosigkeit sowie die Anfälligkeit für Infektionen und altert schneller.

Das Feuer nutzen

Bei der Lebensmitte handelt es sich um eine Zeitspanne körperlicher, geistiger und seelischer Herausforderungen. Wir erfahren, dass die Lebenskräfte endlich sind, erleben Alter, Krankheit und Tod unserer Nächsten. Das macht uns ängstlich und ratlos.

Die natürlichen Reaktionen sind zunächst Verdrängung, Ablenkung und Abwehr, vielleicht auch angesichts dieses Ultimatums die plötzliche Erkenntnis, nicht wahrhaftig gelebt zu haben oder den schmerzfreien Kompromiss vor die intensive Lebenserfahrung gestellt zu haben, die in uns ein echtes Selbstbewusstsein hätte reifen lassen – Halbherzigkeit ist keine Option fürs Wachsen und Werden. Problematisch wird es, wenn

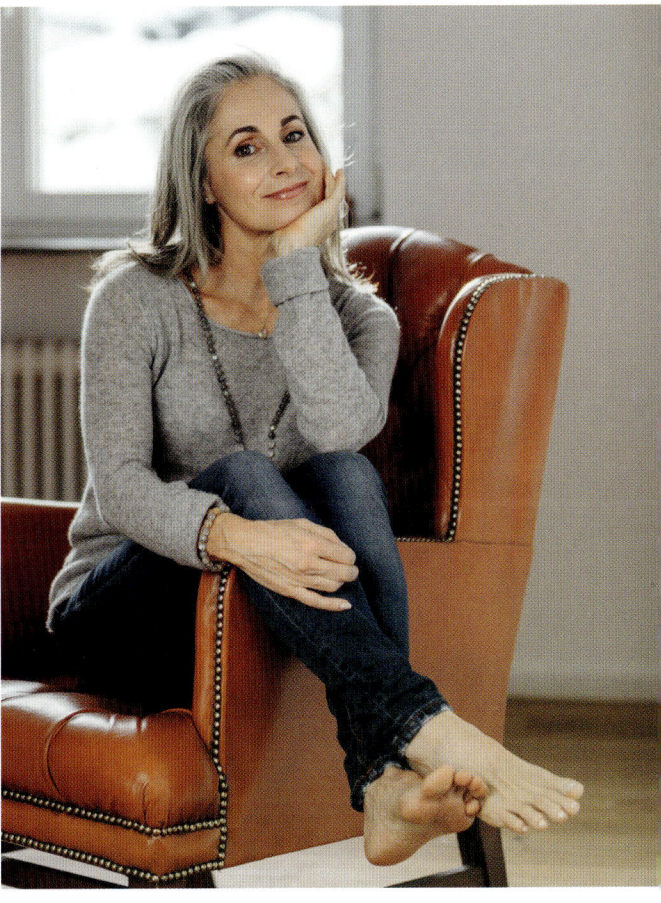

wir im vermeintlich schützenden Kokon unserer persönlichen Haltung feststecken und diesen nicht mehr verlassen wollen. Wachstum erfordert Entfaltung und jede (Wieder-)Geburt ein entschlossenes Ja zum neuen Lebensabschnitt. Lassen Sie uns mutig durch den aufregenden Transformationsprozess der Lebensmitte gehen, so rebellisch, offen und neugierig wie wir in der Pubertät waren, und beherzt dem Weg folgen, den uns das Leben weist: Nutzen Sie das Feuer Ihrer Emotionen, um aus Krisen echte Wachstumschancen zu schmieden. Aus meiner Sicht ist das Glas mindestens halbvoll: Prost!

Die elementaren Bausteine
für Ihre Yoga-Praxis

Yoga wirkt vielschichtig, weil das Spektrum der Übungen so vielfältig ist: Dehnung, Kräftigung, Flexibilität, Mobilisierung, Balance, Stabilität, Entspannung, Regenerierung – all inclusive!

Yoga-Stile und Körperhaltungen (Asanas)

Yoga wurde erstmals vor 6000 Jahren von Menschen kultiviert, die natürlich völlig andere Bedürfnisse hatten als moderne Büromenschen. Im Laufe der Zeit hat sich Yoga immer weiterentwickelt und sich in unterschiedliche Traditionen, Lehren und Ausrichtungen differenziert - die Vielzahl der Yoga-Stile ist für Laien inzwischen kaum mehr zu überschauen. Alle körperbezogenen Yoga-Stile wurzeln im Hatha-Yoga, das ein Gleichgewicht zwischen Körper und Geist durch Körper- und Atemübungen sowie Meditation anstrebt.

Die Körperhaltungen des Yoga sind vielfältig, wie etwa Berghaltung (Tadasana), Baum (Vrksasana), Stehende Vorbeuge (Uttanasana) und andere. Die ursprünglichen Bezeichnungen des Yoga wurden in Sanskrit verfasst, einer altindischen Gelehrtensprache des Hinduismus.

In diesem Buch bleibe ich vorwiegend bei den deutschen Übersetzungen und damit in anschaulichen Bildern.

Für die Praxis

Falls Sie sich in einer Ausnahmesituation wie Schwangerschaft, Krankheit, Depression oder Trauma befinden, besprechen Sie sich mit Ihrem Arzt oder Therapeuten bezüglich einer regelmäßigen Yoga-Praxis. Erkundigen Sie sich bei Unsicherheiten beim Fachverband für Yoga (BDY) oder bei den Krankenkassen nach den richtigen Yoga-Praktiken für Ihre besonderen Bedürfnisse und Lebensumstände im Rahmen zertifizierter Yoga-Kurse in Ihrer Nähe.

Atemtechnik (Pranayama)

Die Yoga-Praxis richtet den Fokus auf die Atmung, auf bestimmtes Ein- und Ausatmen sowie

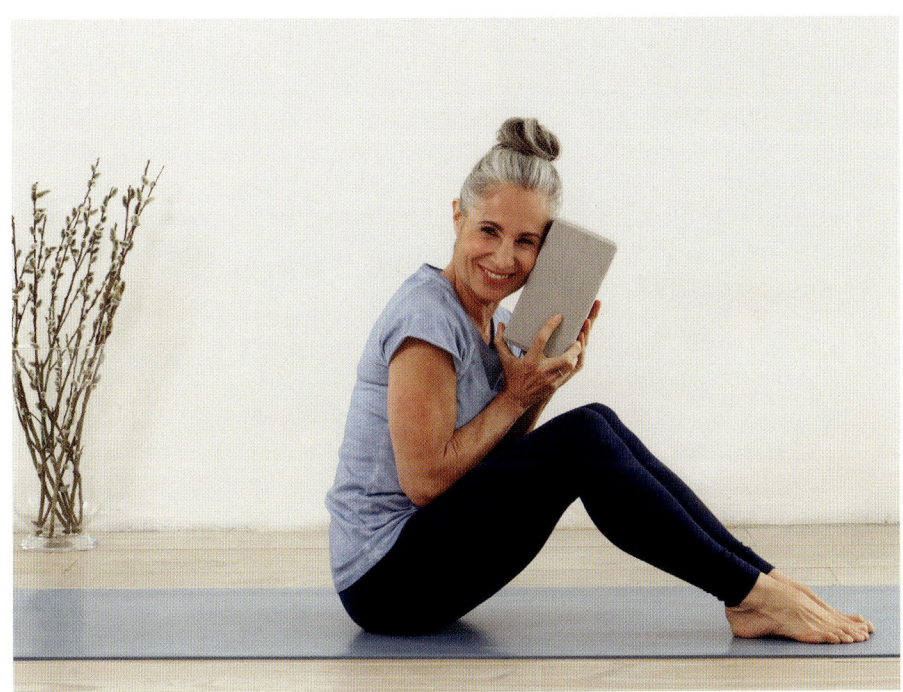

die Pausen dazwischen. Der Begriff Pranayama setzt sich aus den Komponenten Prana (Atem) und Yama (Regel) zusammen: Pranayama ist also eine Technik, die den Atem reguliert. Nach den alten Schriften des Yoga werden wir mit einer begrenzten Anzahl von Atemzügen geboren, die wir sinnvoll und bewusst aufbrauchen sollten. Der Wortbestandteil Ayama bedeutet auch Streckung. Insofern kann Pranayama auch als Verlängerung des Atems oder Lebens interpretiert werden.

Es gibt eine Vielzahl von Pranayamas mit unterschiedlichen Effekten von belebend bis beruhigend, manche sind zusätzlich reinigend und ausgleichend oder sogar kühlend. Die Atemzüge werden verlängert und entschleunigt. Ziel ist die

Erweiterung des Atemraums, um mehr Lungenbläschen mit Luft zu füllen und den Bereich für den Gasaustausch zu vergrößern. Pro Atemzug kann mehr Blut über die Lungenbläschen bis in die kleinsten Gefäße fließen: Der Organismus wird mit mehr Sauerstoff versorgt, und Kohlendioxid wird effizient ausgeschieden. Eine vertiefte, gleichmäßige Atmung trägt zur Energetisierung bei und außerdem dazu, den Säure-Basen-Haushalt zu regulieren.

In diesem Buch stelle ich Ihnen die leicht erlernbaren Pranayamas Wechselatmung (Nadi Shodana) und Ozeanische Atmung (Ujjayi) vor, die die Asana-Praxis ergänzen und Sie nicht überfordern. Für eine vertiefende Erfahrung mit Pranayama ist die Anleitung eines erfahrenen Lehrers ratsam.

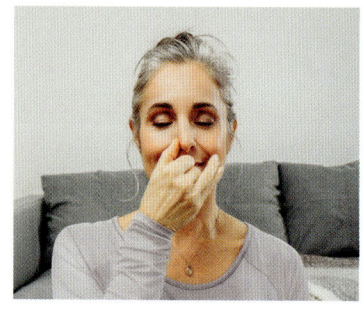 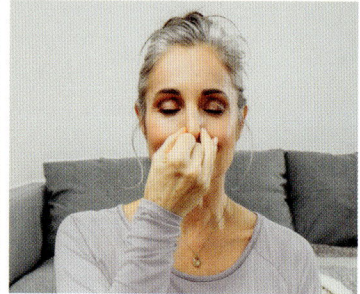 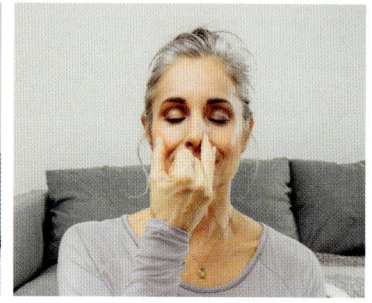

Wechselatmung (Nadi Shodana)

Kommen Sie auf einer Yoga-Matte, einem Meditationskissen oder auf einer gefalteten Decke, alternativ auf einem Stuhl, in einen bequemen Sitz. Achten Sie darauf, dass Ihre Wirbelsäule stabil und aufgerichtet ist, die Sitzhöcker bilden ein solides Fundament. Atmen Sie ein paarmal entspannt durch die Nase ein und aus. Um die Wechselatmung durchzuführen, öffnen Sie die rechte Hand und legen Zeige- und Mittelfinger in die Handfläche zurück. Die Daumenkuppe verschließt das rechte Nasenloch, die Kuppen von Ringfinger und kleinem Finger verschließen die Nasenlöcher wechselseitig. Die linke Hand ruht auf dem Oberschenkel.

▶ Atmen Sie langsam und vollständig ein und aus.
▶ Verschließen Sie das rechte Nasenloch mit dem Daumen. Atmen Sie zuerst durch das linke Nasenloch vollständig, langsam und lautlos ein.
▶ Am Ende des Einatmens schließen Sie beide Nasenlöcher und halten den Atem kurz an.
▶ Halten Sie das linke Nasenloch mit Ringfinger und kleinem Finger geschlossen und atmen Sie durch das rechte Nasenloch vollständig, leise und langsam aus.
▶ Atmen Sie durch das rechte Nasenloch ein.
▶ Halten Sie nun wieder beide Nasenlöcher, halten Sie den Atem kurz an. Öffnen Sie dann das linke Nasenloch und atmen Sie vollständig aus.
▶ Atmen Sie wieder durch das linke Nasenloch ein.

Praktizieren Sie die Wechselatmung in folgendem Rhythmus:
links ausatmen, links einatmen
rechts ausatmen, rechts einatmen
links ausatmen, links einatmen ...

Anfangs genügt es, sich nur auf das langsame Atmen zu konzentrieren. Mit etwas Übung wechseln Sie immer vor dem nächsten Ausatmen in gleichmäßigem Rhythmus auf je 4 Takte Ein- und Ausatmen.

Wirkung: Mit der Wechselatmung wird ein Gleichgewicht zwischen Ein- und Ausatmung hergestellt. Der Atem sollte gleichmäßig fließen, nach einigen Minuten verlangsamt er sich automatisch.

Harmonisierung der Körperfunktionen, Verbesserung der Nasenatmung, Atemkontrolle, innere Ruhe und geistige Kraft, erhöhte Konzentration, emotionale Balance, Ausgeglichenheit, gezielte Energielenkung, Ansteuerung beider Nasenlöcher, Koordination und Regulation der Gehirnhälften. Ängste, Stress und Unsicherheiten können reduziert werden.

Variation: Mondatmung (Chandra Bhedana)
links 5 Mal langsam ein- und ausatmen
rechts 5 Mal langsam ein- und ausatmen.
Anfangs 3 Runden, dann allmählich steigern.

Ozeanische Atmung (Ujjayi)

Um die Technik des Ujjayi-Atmens zu erlernen, kommen Sie auf einer Yoga-Matte in Rückenlage. Breiten Sie zuvor eine Decke darauf aus, damit Sie bequem liegen. Unterstützen Sie eventuell den Kopf mit einem Kissen. Die Wirbelsäule sollte stabil liegen.

▶ Atmen Sie ein paarmal durch die Nase ein und durch den Mund aus. Legen Sie dann beide Hände auf den Bauch und atmen Sie tief dorthin, sodass Sie spüren, wie die Bauchdecke sich hebt und senkt. Atmen Sie kontinuierlich durch die Nase ein und aus.

▶ Legen Sie nun die linke Hand auf die Brust, atmen Sie ein paarmal vom Bauch bis dorthin. Lassen Sie sich Zeit, um den Atem allmählich in den ganzen Rumpf zu lenken. Entschleunigen und vertiefen Sie die Atmung. Atmen Sie nun kontinuierlich durch die Nase ein und aus.

▶ Breiten Sie nun die Arme am Boden seitlich vom Körper etwa in Höhe der Schultern wie zwei Flügel aus und atmen Sie 3 Mal tief durch die Nase ein und den Mund aus, sodass ein Rauschen in der Kehle entsteht. Während der dritten Ausatmung schließen Sie auf halber Strecke den Mund und behalten das Rauschen bei (eventuell das Kinn etwas mehr Richtung Brustbein senken). Die Stimmritze ist nun verengt, wobei ein Reibelaut in der Kehle entsteht ähnlich wie beim Flüstern.

▶ Wenn der Atem gleichmäßig rauschend fließt, beginnen Sie, die Ein- und Ausatmung auf 4 Takte zu verlängern und auszubalancieren: ein – zwei – drei – vier, aus – zwei – drei – vier … Atmen Sie so etwa 2 Minuten lang: tief, gleichmäßig, rauschend.

Wirkung: Die Stimmritze verengt sich. Sie hören den Atem und spüren ihn. Durch die Nasenatmung wird der Atem gefiltert und erwärmt. Der Innendruck auf die Lungenbläschen erhöht sich durch diese Atemtechnik, sodass der Sauerstoff besser aufgenommen und Kohlendioxid effektiver abgeatmet wird. Dies verstärkt sich zusätzlich über eine verlängerte und entschleunigte Ein- und Ausatmung. Während der Yoga-Praxis sollte der Atem kontinuierlich in Ozeanischer-Atem-Technik fließen: Sie haben damit ein Instrument, um sich zu spüren, die Gedanken zu kontrollieren und gelassen zu bleiben. Nebenbei verstärkt sich die Atemkraft, das Zwerchfell kräftigt und entspannt sich zugleich, die Atemkapazität erhöht sich. Sie atmen tiefer und ausbalanciert ein und aus.

Wirkung: mehr Vitalität, höhere Konzentration, intensive Reinigung der Atemwege sowie Regulierung des Säure-Basen-Haushalts.

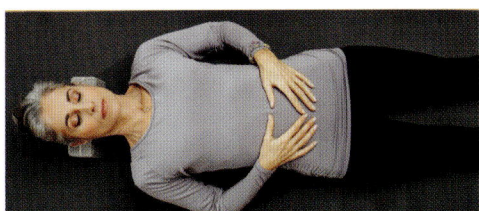

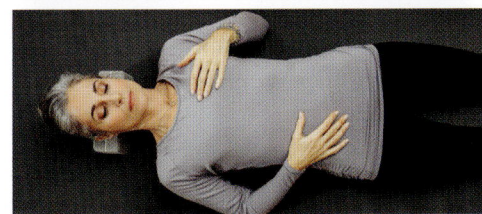

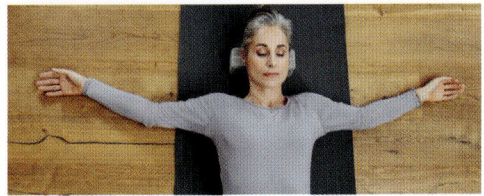

Variation: Herzraumatmung

▸ Kommen Sie auf einer Yoga-Matte, auf einem Meditationskissen oder auf einer gefalteten Decke in einen bequemen Sitz. Achten Sie darauf, dass Ihre Wirbelsäule stabil und aufgerichtet ist, die Sitzhöcker bilden ein solides Fundament.

▸ Legen Sie die linke Hand auf die Brust und die rechte darüber. Mit der Einatmung breiten Sie die Arme seitlich vom Körper aus und heben sanft den Kopf.

▸ Führen Sie mit der Ausatmung die Hände zum Herzen zurück, nun ruht die rechte Hand auf der Brust. Senken Sie das Kinn zum Herzen.

▸ Atmen Sie in sanftem, rauschendem Atem (Ozeanische Atmung): Visualisieren Sie Wellen, die von und zu Ihrem Herzen ebben.

Meditation

Neben der körperlichen Flexibilität und Kräftigung spielt die Ausrichtung des Geistes – die Zähmung der unsteten Gedankenmuster (»Monkey Mind«) – eine übergeordnete Rolle. Die Beherrschung der Meditation ist ein wichtiges Etappenziel auf dem Yoga-Pfad. Ihre tiefenentspannende Wirkung ist inzwischen wissenschaftlich erwiesen und gilt als effektive Maßnahme gegen Stress und als Prävention gegen Burn-out. Zum Einstieg kommen Sie mit 3–5-minütiger Atembeobachtung oder mittels Body Scan (siehe Seite 32/33) zur geistigen Ruhe. Eine Vielzahl von Meditationstechniken führt weiter auf den Weg in die Stille, dazu empfehle ich die Begleitung erfahrener Lehrer.

Versuchen Sie, eine neutrale Beobachterin zu sein. Nehmen Sie wahr, ob Sie sich ärgern, wenn es mit der erhofften Ruhe und Gelassenheit nicht gleich klappt, oder ob Sie sich sogar innerlich beschimpfen beziehungsweise streng über sich urteilen. Gehen Sie spielerisch an die Sache heran, nichts hängt vom Gelingen dieser Übung ab: Werden Sie sich bewusst, dass Sie Ihr eigener, zu strenger Kritiker sind und oft völlig überzogen abwertend über sich urteilen. Dies

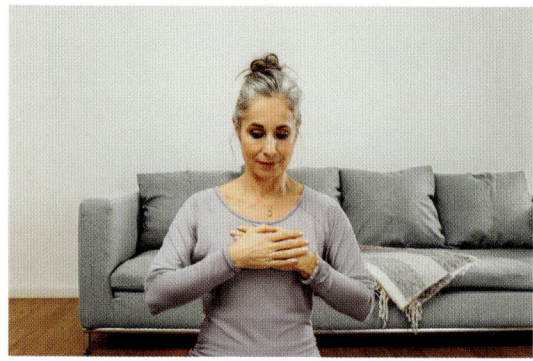
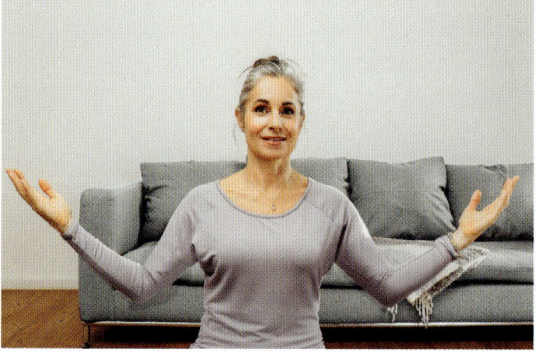

> *»Und was bedeutet aufhören zu atmen anderes, als den Atem von seinen rastlosen Gezeiten zu befreien, sodass er aufsteigen, sich ausdehnen und Gott ungestört suchen kann.«*

KHALIL GIBRAN

ist eine ganz wesentliche Erkenntnis und der erste Lernschritt auf dem Weg ins Experiment Meditation. Sie werden dabei nur mit sich selbst konfrontiert, mit Ihren eigenen Gedankenmustern, Meinungen und Reaktionen. Nichts anderes zeigt sich als das, was tatsächlich hier und jetzt ist. Erwarten Sie keine Wunder. Bleiben Sie gelassen und geduldig. Humor ist eine ganz wundervolle und wirksame Waffe im desillusionierenden Prozess der Selbsterkenntnis.

Machen Sie weiter, auch wenn Sie vielleicht übereilt beschlossen haben, dass Meditation nichts für Sie ist. Finden Sie im Sitzen auf den Atem fokussiert die Lücke zwischen den Gedanken. Sie müssen nicht stundenlang wie ein erfahrener tibetischer Mönch meditieren. Sie können es als Erfolg im Rahmen Ihrer Midlife-Yoga-Praxis betrachten, eine bis fünf Minuten still zu sitzen und Ihre Gedanken pausieren zu lassen, gelassener zu werden, den Leistungsdruck zu ignorieren. Sie sind eine Meisterin, die übt. Jetzt ist die beste Zeit, um zur Ruhe zu kommen und den Weg in die Stille zu finden.

Erholt meditieren

Wenn Sie feststellen, dass Sie immer wieder während der Meditation einschlafen, lässt sich dies möglicherweise auf Erschöpfung zurückführen. Zwingen Sie sich nicht zum stillen Sitzen, wenn Sie müde sind. Schlafen Sie und erholen Sie sich. Anschließend fällt Ihnen die Meditation leichter, Sie fühlen sich erfrischt.

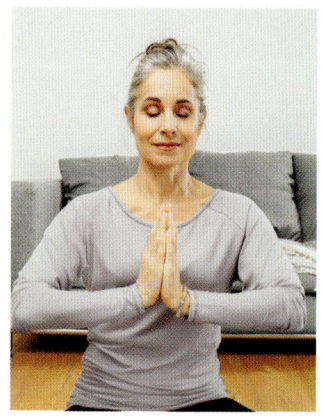

Mantra

Mantras sind meist in Silbenform abgefasste Sanskrit-Rezitationen, die im ersten Moment monoton klingen mögen. Aber gerade darin liegt die Wirkung der Technik, denn routiniert durchgeführte Wortabfolgen erlahmen den Geist und beruhigen damit den Verstand. In unserer Kultur ist das sprichwörtliche Herunterbeten eines Rosenkranzes am ehesten mit dieser altindischen Tradition vergleichbar.

Das ursprünglichste Mantra ist der hinduistischen Philosophie zufolge die heilige Silbe Om, die alle möglichen Bewusstseinszustände wie Wachen, Träumen, Tiefschlaf und Erleuchtung in sich trägt: Am Anfang war das Wort: der Klang, der das Universum initiiert und die Dinge in Bewegung gebracht hat. Wer oder was die Silbe ausgesprochen hat, bleibt wohl ewig im Dunkeln. Das große Rätsel lässt sich für uns Sterbliche nicht lösen, doch wir sind imstande, unsere eigene Wahrheit zu ergründen. Spüren Sie vor dem Üben in sich hinein und stellen Sie vor den Beginn Ihrer Praxis einen positiv formulierten Gedanken als Intention beziehungsweise Affirmation oder ein Mantra. Wenn Sie sich mit einer Herausforderung konfrontiert sehen, befrieden Sie damit als eine Art Leitmotiv den Geist.

> *»Klang befindet sich in deinem Inneren. Es ist eine Musik ohne Saiten, die in deinem Körper spielt. Sie durchdringt das Innere und Äußere und führt dich fort von Illusion.«*
>
> KABIR

Mudra

Als Mudras werden Handhaltungen und Fingerpositionierungen umschrieben, die das Bewusst- oder Gewahrsein zu diesen Punkten lenken. Dadurch können kurzfristig andere, etwa durch Anspannung, Verkrampfungen oder Schmerzen energetisch blockierte Körperregionen, aus dem Fokus genommen und die Verspannungen eventuell gelöst werden. Zudem findet der unstete Geist über diese physischen Kontaktpunkte einen Anker, um »anzudocken« und zur Ruhe zu kommen.

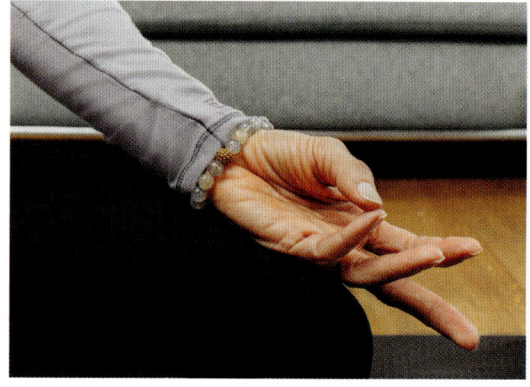

»Erwarte das Unerwartete!«

UNBEKANNT

Die Kraft der Rituale

Mudras, Mantras, Intentionen oder Affirmationen sind hilfreiche Begleiter im Transformationsprozess. Sie entwickeln erst dann ihre Kraft und ihr gesamtes Wirkungspotenzial, wenn sie nicht vom Verstand geleitet werden. Wir dringen über das Gefühl zu unseren tiefsten Wünschen vor. Schließlich ist alles Gefühl: Wir können uns für eine Sache entzünden, erwärmen und entflammen oder für etwas sogar regelrecht brennen, wenn wir verliebt sind, haben wir Schmetterlinge im Bauch, Angst macht uns starr, Wut rasend oder Freude beflügelt.

Beten Sie keine leeren Phrasen herunter: Das wird Sie auf Dauer nur langweilen und Ihre Praxis eher schwächen. Wenn Sie sich beispielsweise wünschen, weniger ängstlich zu sein, stellen Sie sich das positive Gegenteil davon vor, nämlich mutig zu sein. Wie fühlt sich das konkret an? Wie empfinden Sie Ihre äußere und innere Haltung als mutiger Mensch? Machen Sie sich ein klares Bild davon. Richten Sie sich entlang dieser Vision aus und lassen Sie ein Körpergefühl entstehen wie Geradlinigkeit, Aufrichtigkeit, Standfestigkeit, Zielstrebigkeit. Sprechen Sie Ihre Wünsche immer - positiv - als Affirmation aus, bejahend statt verneinend: »Ich bin mutig« statt »Ich bin nicht ängstlich«. Formulieren Sie so, als seien Sie bereits dieser Mensch mit jener ersehnten Eigenschaft, und verbinden Sie sich damit in Ihrer Praxis.

Gefühle implizieren Grundbedürfnisse wie Schutz, Ruhe, Geborgenheit, Sicherheit, Anerkennung, Wärme, Hunger und Liebe: Sie führen uns zum Ziel auf den oftmals verschlungenen Wegen unserer Wünsche. Wir streben an, reich, schön, mächtig, erfolgreich, talentiert zu sein, doch im Grunde genommen steckt immer nur die Sehnsucht dahinter, angenommen, geliebt und geborgen zu sein. Werden Gefühle ständig verdrängt, können sie sich ins Gegenteil verkehren und zu komplexen negativen Konstrukten aus Neid, Wut, Gier, Machtstreben oder Angst bündeln. Wir frustrieren und kränken uns selbst, wenn wir unseren essenziellen Bedürfnissen keinen Raum geben - und werden früher oder später vermutlich krank.

Rituale sind wunderbare Hilfsmittel zur Stärkung der Intuition, des guten Bauchgefühls. Wenn wir wissen, was wir wirklich wollen, kann ein Ritual ein wirkungsvolles Instrument sein, sich auf ein Ziel oder einen Herzenswunsch einzuschwören - eine Art Kompass, um den Kurs zu finden und beizubehalten. Als Kinder sind wir übrigens völlig unbewusst und im absoluten Vertrauen durch weit mehr verunsichernde Stufen der Entwicklung gegangen: geborgen in den Ritualen des sinnlichen und selbstvergessenen Spiels, gebannt im Staunen und Wundern.

Sie sind skeptisch? Überlegen Sie, wie Sie sich Ritualen einer anderen Kultur nähern, etwa eine Synagoge oder Moschee betreten. Wenn Sie sich auf Neues, Ungewohntes einlassen wollen, gilt: eher wundern als werten. Über alles, was Ihnen fremd erscheint, lernen Sie vor allem eines: sich selbst kennen!

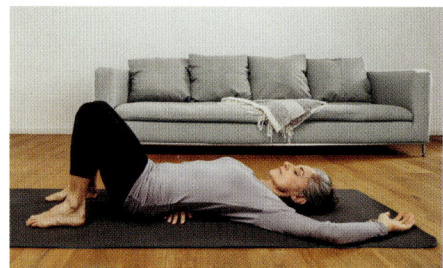
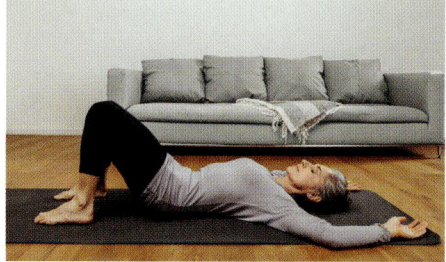
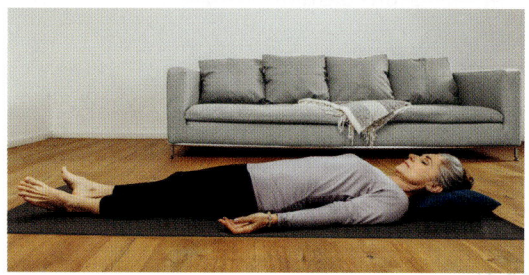

Der Beckenboden (Mula Bhandha)

Der Beckenboden besteht aus den drei finger-dicken Muskelschichten der inneren, mittleren und äußeren Beckenbodenmuskulatur, die gitterartig übereinander zwischen dem Becken (Scham- und Steißbein, Sitzbeinhöcker) gespannt ist. Ein komplexes Geflecht aus Bindegewebe, Rumpfmuskulatur und Hüftknochen ist damit verbunden. Der Beckenboden zentriert den Menschen, er sorgt für die aufrechte Haltung und die richtige Bewegung. Er übernimmt wichtige Funktionen als Verschlussmuskel beim Wasserlassen und Stuhlgang, reguliert die Weite der Vagina während des Geschlechtsverkehrs und der Geburt, stützt die Unterleibsorgane und hält das Ungeborene.

Sowohl gezieltes Anspannen- als auch Loslassen-Können des Beckenbodens ist essenziell. Ein schwacher Beckenboden ist die Ursache für zahlreiche Funktionsstörungen wie Organsenkung, Inkontinenz, Rücken-, Menstruations- und Unterleibsbeschwerden sowie mentale Schwächeempfindungen. Als Auslöser gelten zunehmendes Alter, Bindegewebsschwäche, Übergewicht, Operationen, Geburten, Haltungsfehler und das chronische Tragen schwerer Lasten.

Die Arbeit mit dem Beckenboden ist für Menschen ab der Lebensmitte ein zentraler Baustein der Übungspraxis, und wird in diesem Buch immer wieder berücksichtigt. Mittels Kippen des Beckens und Ausrichtung des Steißbeins nach unten-vorn lässt sich die tief- und mehrschichtige Muskulatur des Beckenbodens aktivieren und hilft, den Rumpf aufzurichten. Die bewusste Ausrichtung in Steh-, Sitz-, Stütz- und Drehhaltungen durch eine stabile Mitte kann sich tief ins Körperbewusstsein einprägen und die Haltung nach und nach bedeutend verbessern. Gewohnheitsmäßig falsch, nur einseitig, durchgeführten Bewegungen oder Fehlhaltungen kann mit gefestigter Struktur und mit Stabilität des Beckenbodens effektiv entgegengewirkt werden. Bei konsequenter Praxis können sogar die Symptome körperlicher Abnutzungserscheinungen gemildert werden.

So erfühlen Sie die verschiedenen Schichten des Beckenbodens ganz einfach:

▶ Spannen Sie die Muskulatur der unteren Beckenbodenschicht kurz an und lassen los, so als würden Sie den Harnstrahl beim

Wasserlassen kurz unterbrechen. Versuchen Sie dabei, die Muskeln des Afters nicht zusammenzuziehen, sondern entspannt zu lassen.

▶ Aktivieren Sie die mittlere Beckenbodenschicht, die vorwiegend aus querlaufenden Muskelfasern besteht: Bringen Sie sitzend beide Hände unter die Sitzhöcker, spannen Sie die Beckenbodenmuskulatur an, ziehen die Sitzhöcker zur Mitte und entspannen wieder.

▶ Erspüren Sie die fächerförmige Muskelplatte und Muskelpaare der inneren Beckenbodenschicht aufrecht stehend: mit lockeren Knien zuerst in ein leichtes Hohlkreuz kommen, hier die Beckenbodenmuskulatur aktivieren und das Steißbein in Richtung Boden verlängern. Halten Sie dabei den Kopf aufrecht, als wäre er von oben gehalten. Anschließend entspannen.

Training für den Beckenboden

Leicht – Becken kippen:

▶ Kommen Sie auf einer Yoga-Matte mit hüftbreit aufgestellten Füßen zum Liegen. Führen Sie nun eine Hand unter die leichte Erhebung im Bereich der Lendenwirbelsäule. Ziehen Sie die Hand heraus und drücken Sie diesen Teil der Wirbelsäule in die Matte, durch ein Zusammendrücken der Knie verstärkt sich die Wirkung – spüren Sie nach. Das Becken kippt, das Steißbein richtet sich nach unten und vorne aus. Lösen Sie den Druck, die Wirbelsäule ist wieder in einer neutralen Position.

Komplex – »Taschentuch anheben«

▶ Kommen Sie auf einer Yoga-Matte oder auf einer Decke, alternativ auf einem Stuhl, in einen bequemen Sitz. Achten Sie darauf, dass Ihre Wirbelsäule dabei stabil und aufgerichtet ist, die Sitzhöcker bilden ein solides Fundament.

Atmen Sie ein paarmal tief durch die Nase ein und durch den Mund aus, anschließend führen Sie 5 Ujjayi-Atemzüge (siehe Seite 25) aus.

▶ Wiederholen Sie die Atemübung 5 Mal, dabei heben Sie die Arme mit der Einatmung gestreckt über die Seite an und senken sie mit der Ausatmung ab. Anschließend entspannt ohne Ujjayi einige Male durchatmen.

▶ Aktivieren Sie nun am Ende einer Ausatmung gezielt den Beckenboden und atmen Sie anschließend in Ujjayi ein. Stellen Sie sich vor, dass Sie mit dem Beckenboden ein feines Taschentuch greifen und bis zum Bauchnabel nach oben heben. Lösen Sie am Ende des Ausatmens die aktivierten Muskelschichten des Beckenbodens, lassen Sie bildlich das Taschentuch fallen. Wiederholen Sie diese Übung 5 Mal. Atmen Sie anschließend entspannt ohne Ujjayi einige Male durch.

▶ Atmen Sie in Ujjayi ein und aus, aktivieren Sie den Beckenboden und halten Sie ihn während der folgenden 5 Ein- und Ausatmungen: Visualisieren Sie das Taschentuch, das in der Bauchhöhle etwa auf Höhe des Nabels schwebt. Atmen Sie anschließend entspannt (ohne Ujjayi) einige Male durch.

▶ Wiederholen Sie die Übung 5 Mal, indem Sie zum aktivierten Beckenboden und Ujjayi-Atem die Armbewegung hinzunehmen. Halten Sie dabei den Fokus auf die Mitte gerichtet. Atmen Sie anschließend entspannt einige Male durch und spüren Sie nach. Realisieren Sie die Anstrengung, derer es bedarf, um die Aufmerksamkeit nach innen zu richten, den Beckenboden zu aktivieren und zu halten sowie den Atem gleichmäßig und tief fließen zu lassen.

Tiefenentspannung – Body Scan

Diese Methode fokussiert auf einzelne Körperteile, die in rascher Abfolge angesprochen werden. Die Durchführung mit ruhiger innerer Stimme und Ausrichtung auf die Körperstellen bringt zuverlässig den Gedankenfluss zur Ruhe. Die Übung eignet sich auch als Einschlafhilfe oder dient vorbereitend für die Tiefenentspannung (Savasana). Der Body Scan ist eine Entspannungstechnik in festgelegter Reihenfolge.

Um die Technik des Body Scans zu erlernen, kommen Sie auf einer Yoga-Matte in Rückenlage, positionieren Sie ein Kissen oder eine gefaltete Decke unter dem Kopf und eventuell ein gerolltes Handtuch unter den Knien. Strecken Sie die Beine lang aus und legen Sie die Arme seitlich ab. Breiten Sie eine Decke über sich aus, damit Sie nicht auskühlen. Schließen Sie die Augen und lenken Sie die Beobachtung auf den Atem oder das Heben und Senken des Brustbeins. Sorgen Sie dafür, dass Sie etwa 15 Minuten lang nicht gestört werden. Atmen Sie entspannt ein und aus

> *»Nimm dir Zeit, zu träumen. Das ist der Weg zu den Sternen.«*
>
> IRISCHE WEISHEIT

und fassen Sie den Vorsatz, während der Übung nicht einzuschlafen.

Praktizieren Sie den Body Scan und prägen Sie sich die Abfolge ein. Nehmen Sie eventuell Ihre Stimme währenddessen auf und lassen Sie die Aufnahme vor der Tiefenentspannung abspielen. Nach und nach werden Sie die Abfolge auswendig beherrschen und diese Übung jederzeit anwenden können. Der Body Scan ist ein zuverlässiges Mittel für eine nachhaltig und rasch wirkende Tiefenentspannung und kann prima bei Schlafproblemen durchgeführt werden.

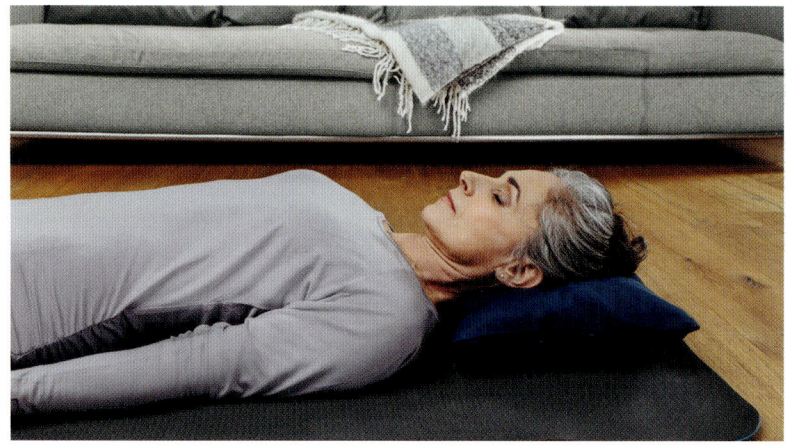

Fokussieren Sie nun nacheinander in 61 Schritten diese Punkte Ihres Körpers:

1. Stirnpunkt zwischen den Augenbrauen
2. Kehle
3. rechtes Schulterblatt
4. rechter Ellbogen
5. rechte Speiche (am vorderen Ende zum Daumen)
6. alle Finger der rechten Hand nacheinander, beginnend mit dem Daumen
7. Zeigefinger
8. Mittelfinger
9. Ringfinger
10. kleiner Finger
11. der Rückwärtsweg: 5.
12. = 4.
13. = 3.
14. = 2.
15. = auf der linken Seite nun die analoge Strecke: ab linkem Schulterblatt (3)
16. = 4.
17. = 5.
18. = 6.
19. = 7.
20. = 8.
21. = 9.
22. = 10.
23. = 11.
24. = 12.
25. = 13.
26. = 14./2.
27. = Abwandern des Mittelkörpers nach unten: Brustmitte
28. = rechte Brustwarze
29. = Brustmitte
30. = linke Brustwarze
31. = Brustmitte
32. = Solarplexus
33. = Bauchnabel (eine Handbreit darunter)
34. = Abwandern des rechten Beins: rechte Hüfte
35. = Knie
36. = Fersenbein
37. = alle Zehen nacheinander, beginnend mit dem großen Zeh
38. = zweiter Zeh
39. = dritter Zeh
40. = vierter Zeh
41. = kleiner Zeh
42. = die gleiche Strecke hinauf, beginnend beim Fersenbein (36)
43. = 35.
44. = 34.
45. = 33.
46. = abwandern des linken Beins: (34)/(44)
47. = 35./43.
48. = 36./42.
49. = 37.
50. = 38.
51. = 39.
52. = 40.
53. = 41.
54. = 48.
55. = 47.
56. = 46.
57. = Rückkehr zum Anfang, beginnend mit Bauchnabel (eine Handbreit darunter)
58. = Solarplexus
59. = Brustmitte
60. = Kehle
61. = Stirnpunkt zwischen den Augenbrauen

Yin & Yang des Yoga

Midlife-Yoga ist kein eigener Stil, es handelt sich hierbei um ausgewählte Übungen des Hatha-Yoga für die Lebensmitte. Grundsätzlich kristallisieren sich zwei Richtungen heraus: das passiv-entspannende Yin-Yoga und das aktiv-kräftigende Yang-Yoga. Die Prinzipien Yin und Yang entstammen der chinesischen Philosophie des Daoismus und bilden aufeinander bezogene Kräfte.

Beim Passiv-Yoga-Stil (Yin) werden die Asanas minutenlang gehalten, eventuell unterstützt durch Hilfsmittel. Hier sollen Anspannungen und Blockierungen aufgespürt und allmählich losgelassen werden. Der Fokus liegt auf der behutsamen Dehnung der Faszien und Bindegewebsstrukturen, die Muskulatur bleibt dabei kalt und passiv. Beim Aktiv-Stil (Yang) wird die Muskulatur hingegen vorrangig gekräftigt und erwärmt, um die Gelenke zu stützen und zu entlasten. Beide Yoga-Praktiken dienen dazu, die Bewegungsfähigkeit zu erhalten, Kraft und Energie durch gezielte An- und Entspannung zu generieren, den Organismus zu vitalisieren und in diesem Kontext dem Alterungsprozess entgegenzuwirken. Yoga greift ganzheitlich: Die Prinzipien der körperlichen Ausrichtung, der Atemregulierung und geistigen Sammlung durch mentale Fokussierung lassen sich – bewusst oder unbewusst – in Ihren Alltag übertragen. Sie können den Herausforderungen des Lebens gelassener gegenübertreten.

Für Ihre Yoga-Praxis benötigen Sie neben der Yoga-Matte Hilfsmittel wie Decken, Klötze, Kissen, eine Nackenrolle und zusammengerollte

> ### »Es gibt Berge, über die man hinweg muss. Sonst geht der Weg nicht weiter.«
>
> CHINESISCHES SPRICHWORT

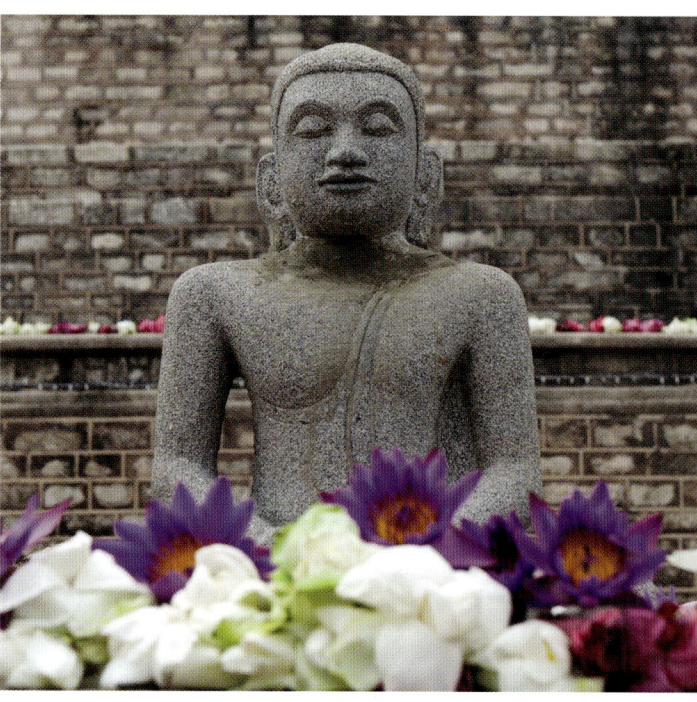

Handtücher, die Sie sich zum Beispiel in sitzenden Vorbeugen unter die Knie oder das Gesäß schieben können. Im Yin-Yoga ist tiefes Loslassen nur möglich, wenn der Körper in der Haltung ankommen kann und sich nicht in der Überforderung befindet. Respektieren Sie Ihre Körpergrenzen und üben Sie achtsam.

Empfehlungen für die Praxis:

▶ Midlife-Yoga folgt einem alltagsnahen Konzept, das Ihnen ausreichend Flexibilität lässt.

▶ Erst den Körper kräftigen, dann gezielt dehnen.

▶ Fordern Sie sich, aber überfordern Sie sich nicht. Üben Sie achtsam, spüren Sie den Atem und lassen Sie ihn fließen.

▶ Nie im Schmerz üben.

▶ Gelassen bleiben und sich Zeit lassen, nicht leistungsorientiert üben, sich keinem Vergleich aussetzen.

▶ Haltungen individuell modifizieren, Grenzen akzeptieren, mit Freude praktizieren.

▶ Ausreichend Pausen einfügen.

▶ Eine freundliche, sich selbst gegenüber wohlwollende Einstellung kultivieren, beobachten statt bewerten.

▶ Mit positiv formulierten Vorsätzen üben.

▶ Meditation, Mudra oder Affirmation und Pranayama regelmäßig praktizieren, den Beckenboden kräftigen.

▶ Mit Duftöl, entspannender Musik oder einem kleinen Altar mit Gegenständen, die Ihnen persönlich heilig sind, eine Wohlfühlatmosphäre schaffen und Rituale praktizieren, die zum Üben einladen. Ein gelüfteter, heller und störungsfreier Ort ohne Handyklingeln ist Ihr Raum!

▶ Die Ausrichtungsprinzipien verinnerlichen.

▶ Nicht mit vollem Magen üben und während der Praxis nicht trinken. Anschließend aber ausreichend Wasser oder Tee zu sich nehmen und sich Ruhe gönnen.

Stabilisierende Bausteine
für eine solide Yoga-Praxis

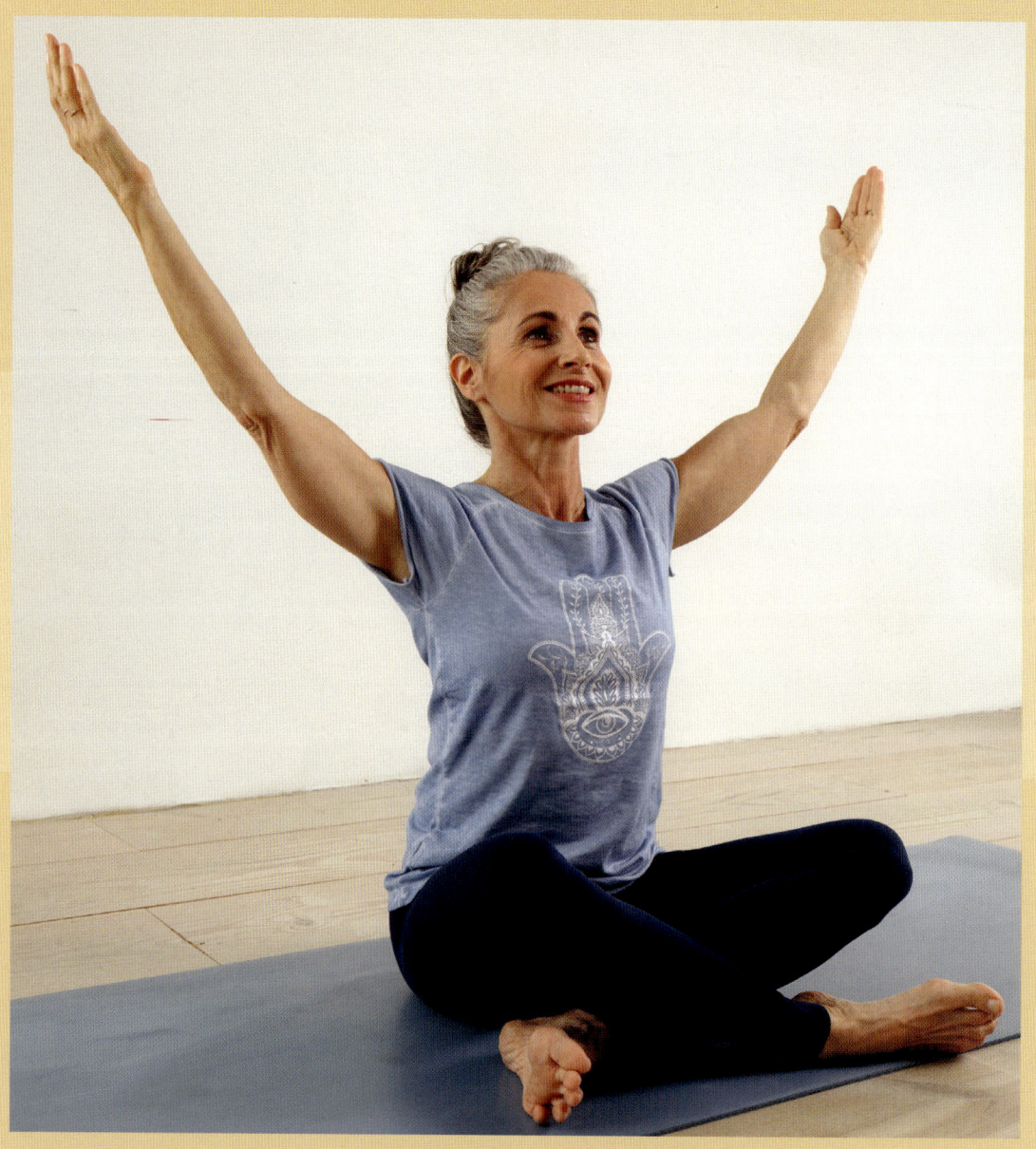

Entspannend & stresslösend

Ihr Alltag fordert Sie in allen Lebensbereichen sehr stark und Sie fühlen sich ausgebrannt und müde. Jetzt ist der richtige Zeitpunkt für eine kleine Auszeit - nehmen Sie diese Pause bewusst wahr und lassen Sie jeglichen Ballast los.

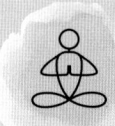

Die Ruhe bewahren!

Ein Tag, der Sie stark gefordert hat, geht zu Ende. Manchmal kommt vieles zusammen: Berufliches oder Privates oder beides. Und natürlich immer zum falschen Zeitpunkt: eine hartnäckige Bronchitis, die Diskussionen mit der pubertierenden Tochter, ein Kollege, von dem Sie sich nicht ernst genommen fühlen, ein Elternteil braucht Pflege, plötzlich frisst der Hund nicht mehr, ein Projekt läuft unrund, die Planung einer Familienfeier steht an ... Die Listen sind endlos und kaum zu bewältigen. Sie fühlen sich leer, müde, vielleicht sogar ausgebrannt und sehnen sich nach einem Zufluchtsort und Ruhe. Wenn Sie Ihren Körper spüren, dann eher schmerzhaft, besonders im Schulter-Nacken-Bereich hat sich der Stress festgesetzt, weil Sie sich mit hochgezogenen Schultern durch Ihren Alltag kämpfen, im Panzer des angespannten Rückens feststecken und dabei die Zähne fest zusammenbeißen. Ein buddhistisches Sprichwort rät dem Eiligen, einen Umweg zu machen und langsamer zu gehen. Nehmen Sie sich jetzt die nötige Auszeit für eine Yin-Yoga-Praxis, die Sie auf den Boden zurückbringt und Ihnen hilft, die Anspannungen zu lösen. Sorgen Sie dafür, dass Sie nicht gestört werden. Kuscheln Sie sich in warme und gemütliche Kleidung, hören Sie ein ruhiges Klavierstück, trinken Sie eine Tasse Tee. Solche Rituale können dabei helfen, sich einzustimmen, ganz im Moment und vor allem in sich selbst anzukommen. Dann rollen Sie die Matte an Ihrem Lieblingsplatz aus. Platzieren Sie Hilfsmittel in greifbarer Nähe. Legen Sie einen Timer parat und stellen Sie diesen auf die Dauer Ihrer Übungen ein.

Atemübung
Wechselatmung

Kommen Sie auf einer Yoga-Matte, auf einem Meditationskissen oder einer gefalteten Decke, alternativ auf einem Stuhl, in einen bequemen Sitz. Die Wirbelsäule sollte stabil und aufgerichtet sein. Schließen Sie die Augen und atmen Sie ein paarmal entspannt durch die Nase ein und aus. Verschließen Sie das rechte Nasenloch und atmen Sie durch das linke Nasenloch ein, halten Sie den Atem kurz an. Verschließen Sie nun das linke Nasenloch und atmen Sie durch das rechte Nasenloch aus, den Atem kurz anhalten. Dann durch das rechte Nasenloch wieder einatmen, den Atem kurz stehen lassen, rechts verschließen und links ausatmen. Dies entspricht einer Runde, jede Runde endet mit der Ausatmung auf dem linken Nasenloch. Atmen Sie mit einiger Übung in gleichmäßigem Rhythmus auf je 4 Takte ein und aus. Führen Sie die Wechselatmung etwa 5–10 Runden durch. Die letzte Ausatmung erfolgt auf dem linken Nasenloch (s. S. 24).

Mudra
Leere Schalen

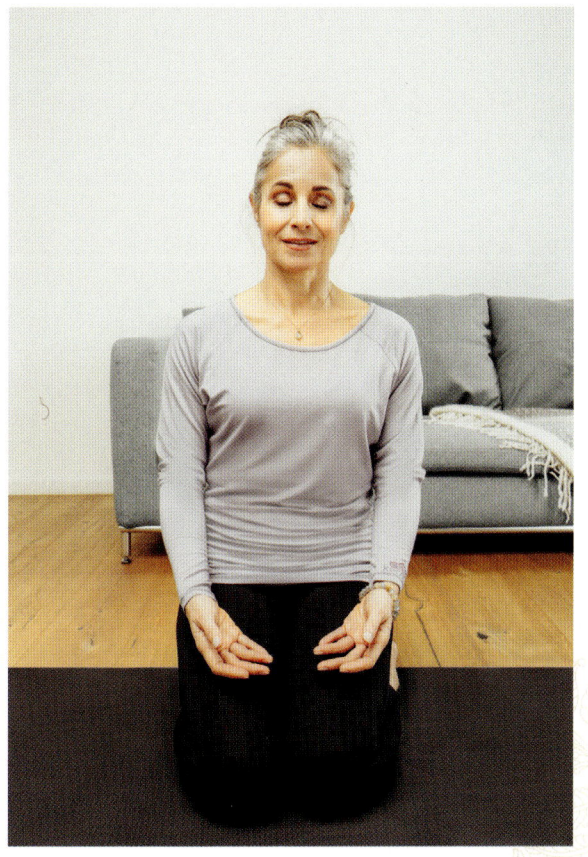

Legen Sie die Handrücken auf Ihre Oberschenkel wie zwei Schalen. Spüren Sie das Gewicht Ihrer Hände und Arme, die Berührung von Haut und Stoff, die Wärme, die an den Kontaktpunkten entsteht. Spüren Sie das Loslassen in den Finger- und Handgelenken bis hoch zu den Ellbogen- und Schultergelenken. Nehmen Sie die Leere in den Handflächen wahr und begreifen Sie, dass Sie nichts greifen oder gar eingreifen müssen. Nehmen Sie mittels dieser Geste der geöffneten Hände Ihren angenehm-passiven Zustand an.

Mantra »Na und!«

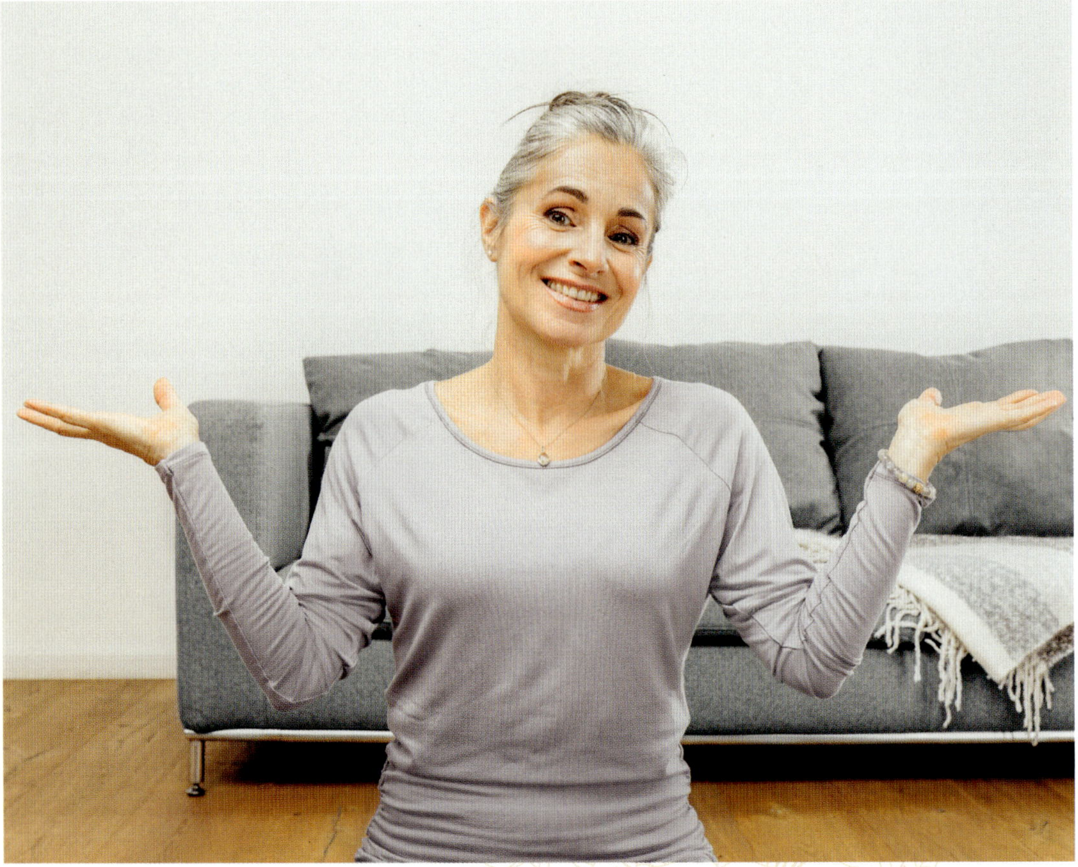

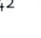

Das Leben lässt sich nicht kontrollieren. Jeder Widerstand gegen das, was ist, sorgt für Anspannung. Akzeptanz hingegen entspannt. Wenn die Dinge anders laufen, als Sie es sich vorgestellt haben, quittieren Sie das Unabänderliche einfach mit »Na und!« und entspannen Sie sich im gegenwärtigen Moment.

Meditation
Atembeobachtung

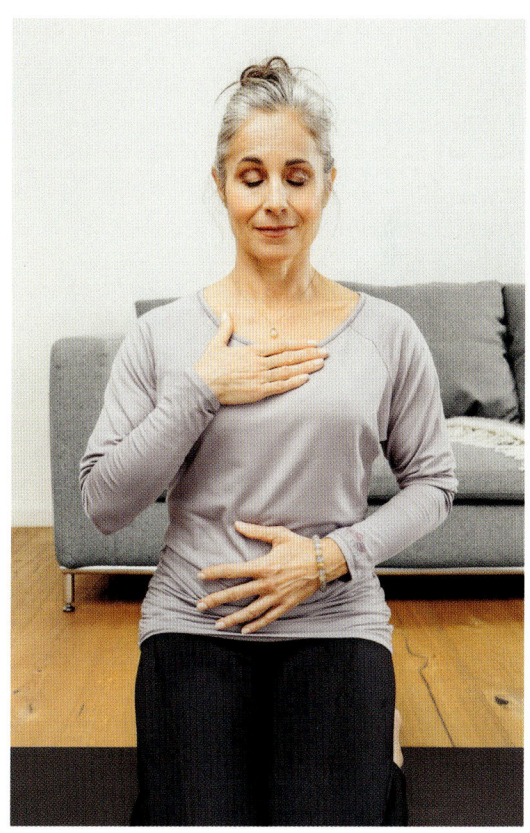

▶ Spüren Sie den Fluss des Atems im Bauchraum: das Heben und Senken der Bauchdecke. Verweilen Sie in dieser Betrachtung. Nur beobachten. Falls Ihnen dies schwerfällt, legen Sie beide Hände flach auf den Bauch, damit Sie sich besser spüren. Atmen Sie etwa 10 Atemzüge entspannt ein und aus.

▶ Spüren Sie nun die Atembewegung im Brustkorb: die Auf- und Abbewegung im Herzraum. Um dies besser wahrzunehmen, legen Sie die rechte Hand aufs Dekolleté, lassen Sie die linke auf dem Bauch ruhen. Atmen Sie etwa 10 Atemzüge entspannt ein und aus. Legen Sie die Hände zurück auf die Oberschenkel.

▶ Richten Sie Ihr Bewusstsein auf den Atemfluss unterhalb der Nasenlöcher über der Oberlippe. Spüren Sie die feine Brise Ihres Atems: die Einatmung etwas kühler als die Ausatmung. Spüren Sie den stetigen Fluss Ihres Atems.

▶ Um den Gedankenstrom zur Ruhe zu bringen, zählen Sie in dieser Abfolge bis zehn: einatmen – ausatmen: eins, einatmen – ausatmen: zwei … Wenn sich ein Gedanke in die Abfolge schiebt, beginnen Sie wieder bei eins.

▶ Gelingt es Ihnen, ohne Gedankenunterbrechung durchzuzählen, kehren Sie die Zahlenfolge um: einatmen – ausatmen: zehn, einatmen – ausatmen: neun … Bleiben Sie für etwa 3 Minuten eine gelassene Beobachterin Ihres Atems.

Vierfüßler oder
Wohliges Katzenspiel

Kommen Sie auf einer Yoga-Matte mit etwa hüftbreit aufgestellten Armen und Beinen in den Vierfüßlerstand. Bewegen Sie Ihre Wirbelsäule Wirbel für Wirbel wohlig auf und ab: Rollen Sie den Rücken rund in einen Katzenbuckel und wechseln Sie in eine Hohlkreuzhaltung mit angenehmer Nackenhaltung.

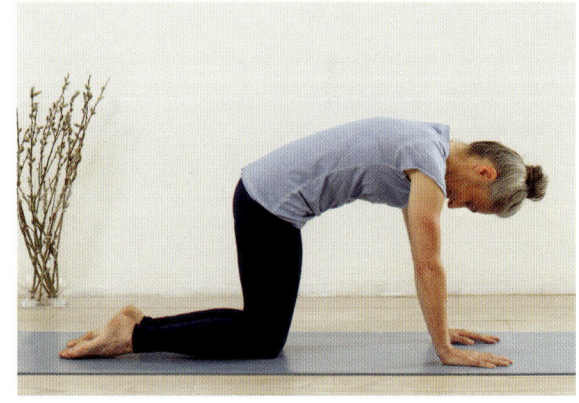

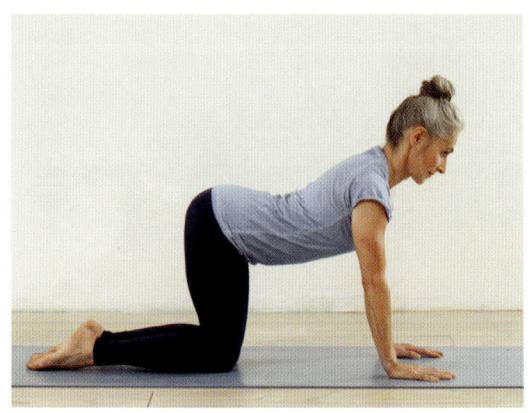

Bewegen Sie Ihren Kopf nicht zu weit nach hinten, sodass kein zusätzlicher Stress im Nacken entsteht. Entspannen Sie auch Ihre Mimik, lösen Sie den Druck der Kiefergelenke und der Zunge am Gaumen: Gähnen, stöhnen, knurren, gurren oder seufzen Sie – niemand sieht oder hört Sie, drücken Sie aus, was Sie empfinden und was Sie sonst vielleicht oft unterdrücken.

Nehmen Sie die ganze Wirbelsäule wahr, die sanften Bewegungen, die die eine oder andere Anspannung oder Blockierung möglicherweise berühren. Üben Sie 1-2 Minuten lang.

Gedrehter Frosch

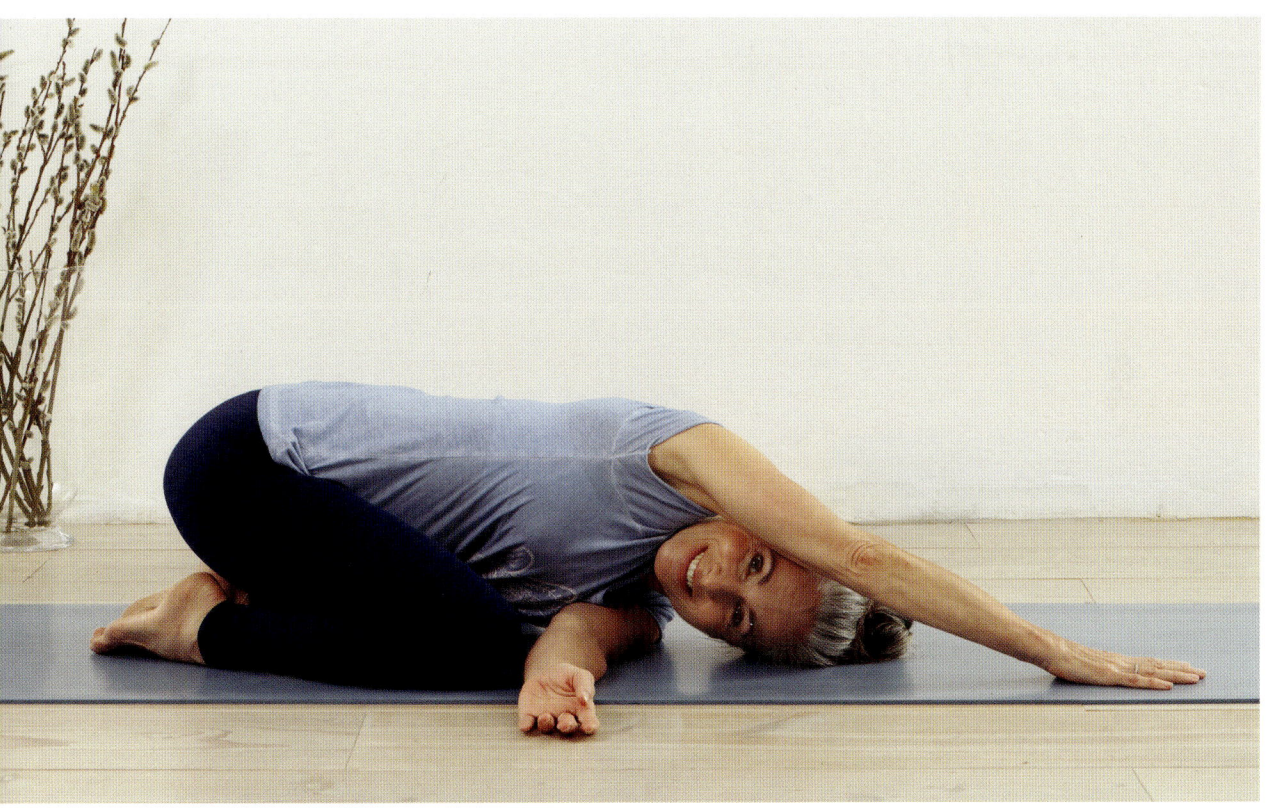

Kommen Sie auf einer Yoga-Matte mit weit ge-grätschten Beinen in den Vierfüßlerstand, führen Sie die großen Zehen beider Füße zusammen. Die Stirn auf dem Boden, einem Kissen oder zunächst den Unterarmen ablegen. Allmählich die Arme über dem Boden nach vorne schiebend ausstre-cken. Einige Atemzüge in dieser Haltung bleiben. Dann den linken Arm zurückziehen und die Hand mit dem Handrücken nach unten unter der rech-ten Achselhöhle hindurch zur Seite schieben. Die linke Schläfe auf dem Boden oder einem Kissen ablegen. Den rechten Arm weit nach vorne stre-cken und die Hand auf dem Boden ruhen lassen. Atmen Sie gleichmäßig in die rechte Flanke ein und aus und entspannen Sie die über diese Seite verlaufenden Faszien. Vielleicht entsteht ein Ge-fühl, in die geöffnete Hand loslassen zu können. Zeigen Sie der Welt für 1–3 Minuten den Rücken. Wechseln Sie die Seite und führen Sie die Übung noch einmal 1–3 Minuten durch.

Entspannte Sphinx

Kommen Sie auf einer Yoga-Matte in Bauchlage und bringen Sie die Ellbogen unter die Schultern. Den Oberkörper nun sanft anheben. Die Unterarme liegen parallel, den Kopf etwas sinken lassen und sanft von Schulter zu Schulter bewegen. Dies dehnt wunderbar die seitlichen und hinteren Nackenmuskeln. Sie können auch einen hochkant aufgestellten Klotz unter die Stirn bringen, um die Stirn darauf abzulegen und den Kopf ruhen zu lassen. Führen Sie die Übung 1-2 Minuten durch.

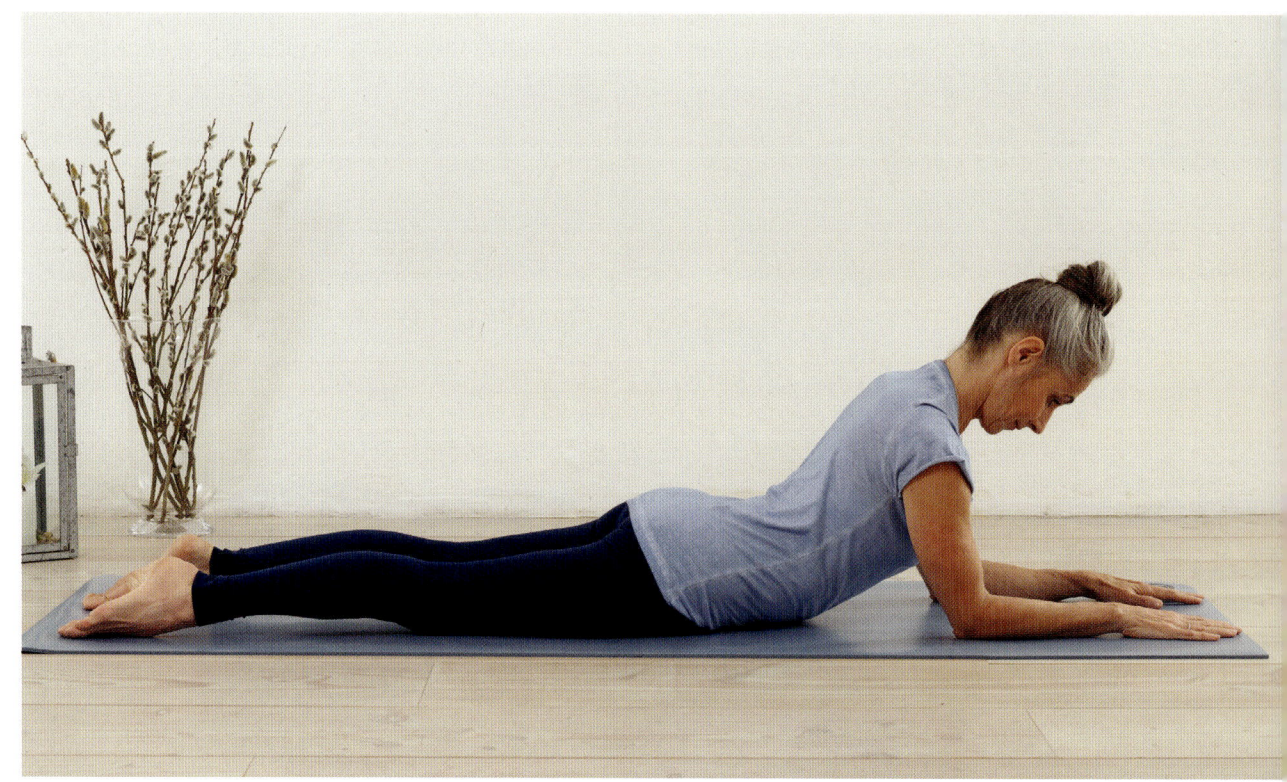

Umarmende Flügel

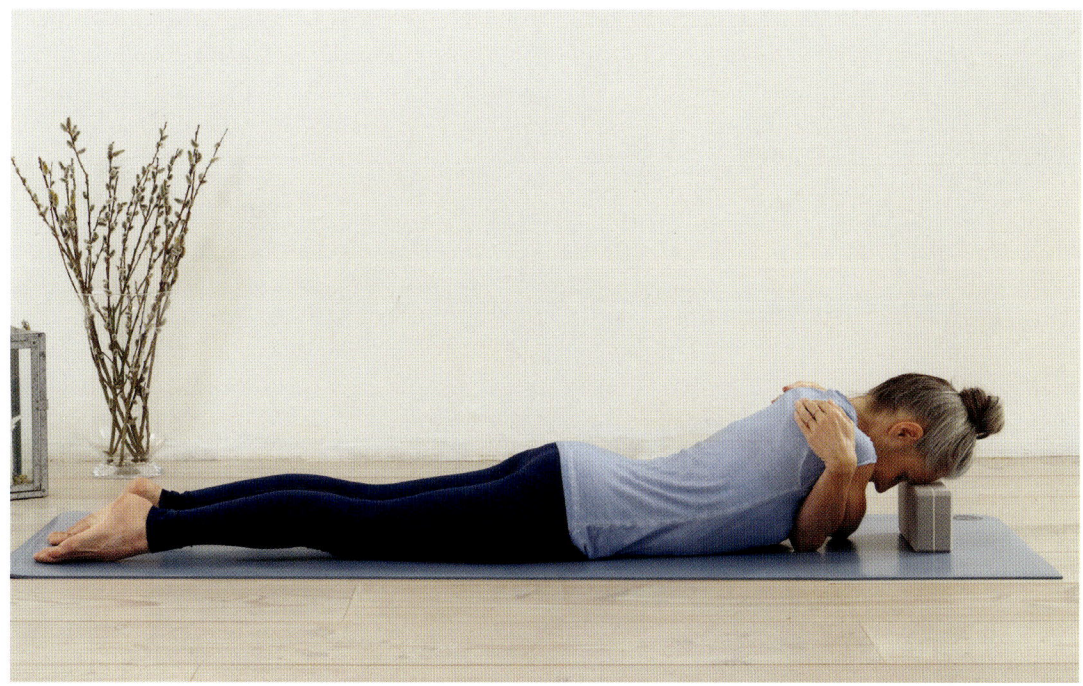

Kommen Sie auf einer Yoga-Matte in Bauchlage und bringen Sie die Ellbogen unter die Schultern. Den Oberkörper sanft anheben, einen Klotz quer unterhalb der Stirn positionieren. Die Ellbogen werden nun unterhalb der Brust voreinander auf den Boden gelegt und seitlich aneinander vorbeigeschoben. Zunächst den rechten Ellbogen vor den linken, dann wechseln. Den Kopf sinken lassen und die Stirn auf dem quer platzierten Klotz ablegen. Alternativ nicht so tief in die Haltung gehen und die Hände auf die Schultern legen. Spüren Sie in den oberen Rücken, der weit wird und den Lungen Raum verschafft, sich bis nach hinten oben zu füllen. Genießen Sie in diesem Bereich das Gefühl von Weite und lassen Sie alles Schwere oder Belastende los, das Ihnen im Nacken sitzt. Atmen Sie in den oberen Rücken. Führen Sie die Übung pro Seite 1–3 Minuten durch.

Nährende
Ausgleichshaltung

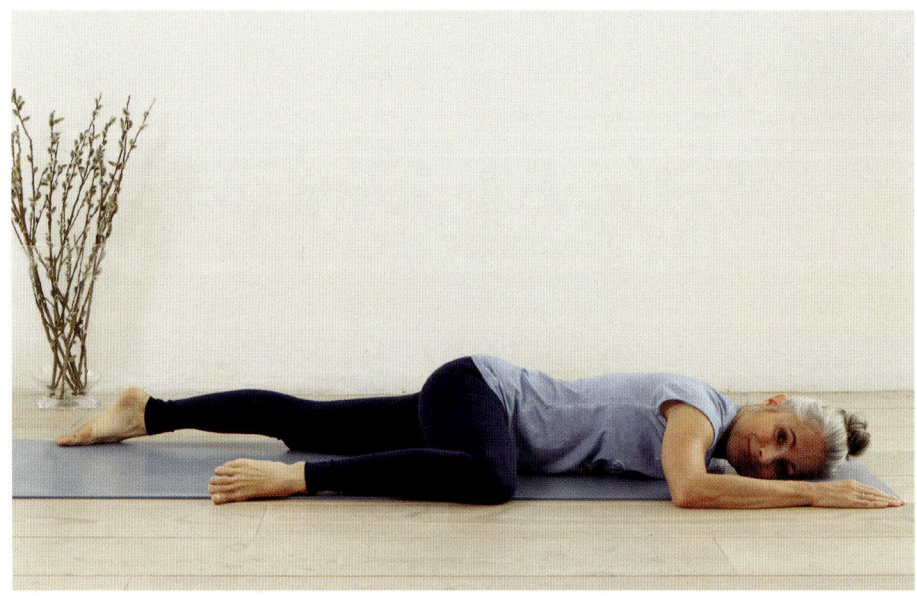

Kommen Sie während der Ausführung der Übung Umarmende Flügel zwischendurch in die linke Seitenlage. Winkeln Sie den rechten Arm zum Kopf an, den linken abgewinkelt zur Hüfte. Das rechte Knie hüfthoch heranziehen und das Bein gebeugt ablegen. Ellbogen und Schultern sollten auf einer Höhe sein, damit sich der Schultergürtel optimal weitet. Nach 1–3 Minuten wechseln Sie die Seite und wiederholen die Übung. Spüren Sie die beruhigende Wirkung dieser Haltung und lehnen Sie sich vertrauensvoll an die Erde an.

Entspannte Katze

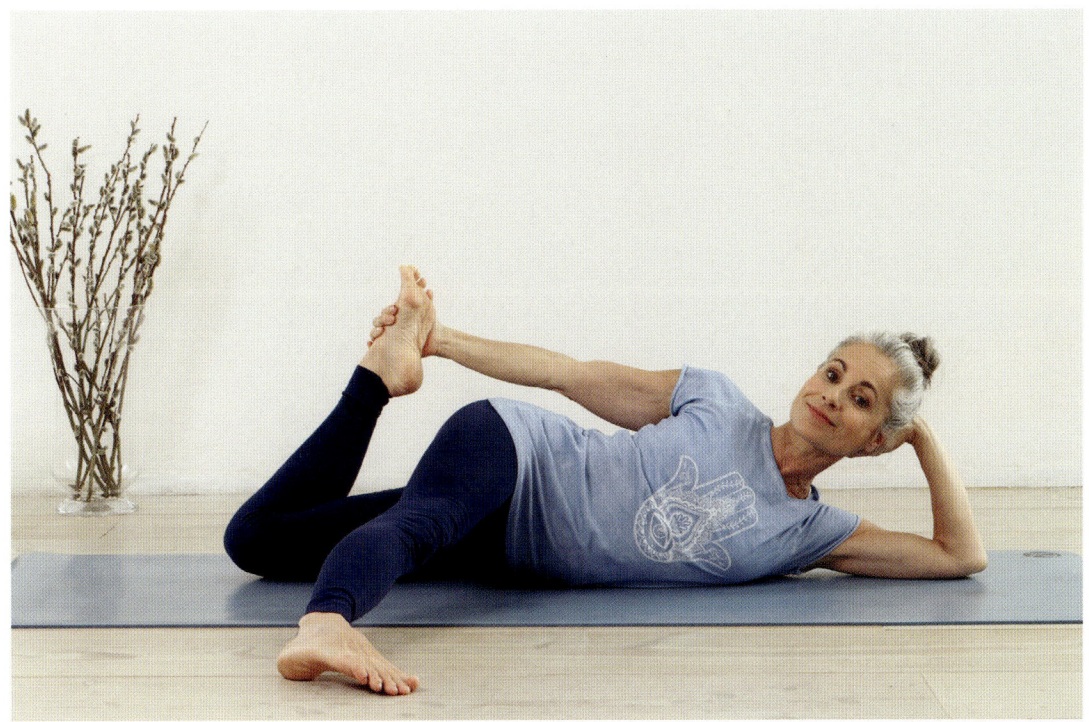

Kommen Sie auf einer Yoga-Matte in die linke Seitenlage. Stützen Sie den Kopf in die linke Hand, die rechte, obere Hüfte kann etwas nach vorn kippen. Das rechte Bein vom Körper wegstrecken, das linke Bein nach hinten abwinkeln und mit der rechten Hand das linke Fußgelenk greifen (alternativ einen Gurt ums Fußgelenk wickeln und diesen greifen). Das untere Knie nach hinten ziehen, um den Oberschenkel intensiv zu dehnen. Zwirbeln Sie die Wirbelsäule regelrecht auseinander und halten Sie den Kopf so, wie es angenehm ist. Lassen Sie die rechte Schulter locker. Üben Sie entspannt wie eine Katze, die sich räkelt, streckt und gähnt. Wechseln Sie die Seite. Erkunden Sie Ihren Körper in dieser Haltung etwa 3 Minuten mit neugierigem Interesse.

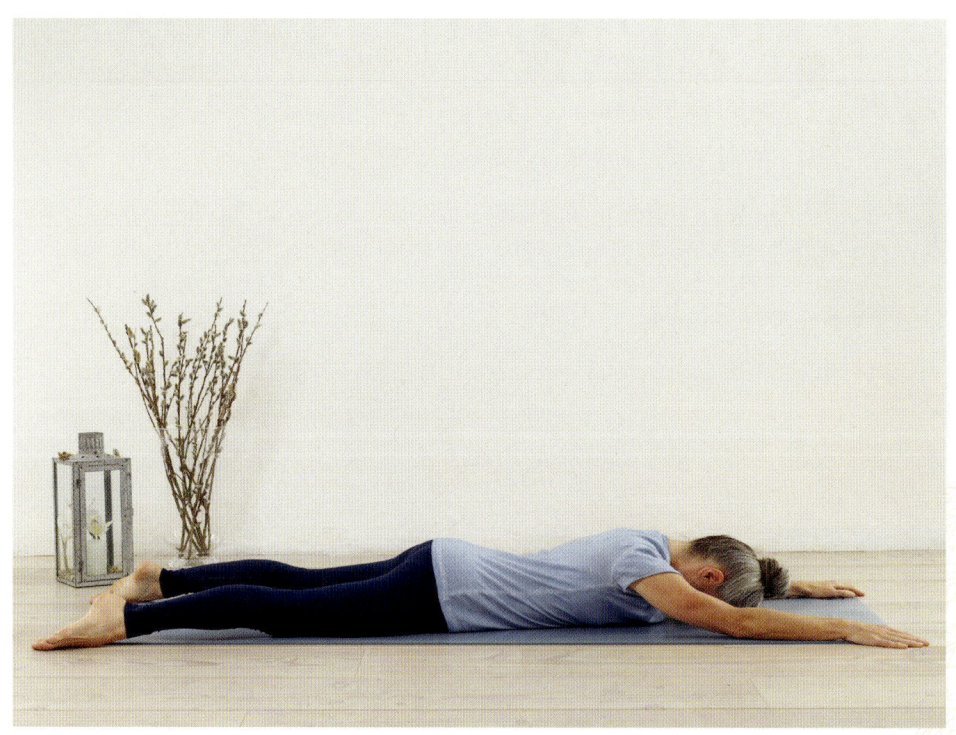

Seestern

Kommen Sie auf einer Yoga-Matte in Bauch-lage. Arme und Beine wie ein Seestern vom Körper wegstrecken und ablegen. Die Stirn auf dem Boden platzieren und das Kinn zur Brust ziehen, das gibt dem Nacken eine angenehme Dehnung ohne Kopfgewicht, dies regeneriert die Bandscheiben in diesem Bereich. Atmen Sie den Bauch in den Boden und massieren Sie so die Organe und das Zwerchfell. Atmen Sie ent-spannt in die Nieren und in den ganzen Rücken. Verbinden Sie sich mit der Erde und spüren Sie, dass der Boden Sie verlässlich trägt. Fühlen Sie auf diese Weise 1–3 Minuten, dass Sie getragen und gut geerdet sind.

Golden Gate Bridge

Kommen Sie auf einer Yoga-Matte in Rückenlage und schieben Sie einen Klotz unter das
Kreuzbein. Die Arme nun bequem nach hinten strecken und ablegen, die Beine hüftbreit
ausstrecken. In der Form einer Hängebrücke
ankommen. Lassen Sie den Atem über die Körpervorderseite strömen und spüren Sie den an-
genehmen Energiefluss von den Handflächen bis
zu den Fußrücken. Tanken Sie 1 Minute frische
Energie in dieser Haltung.

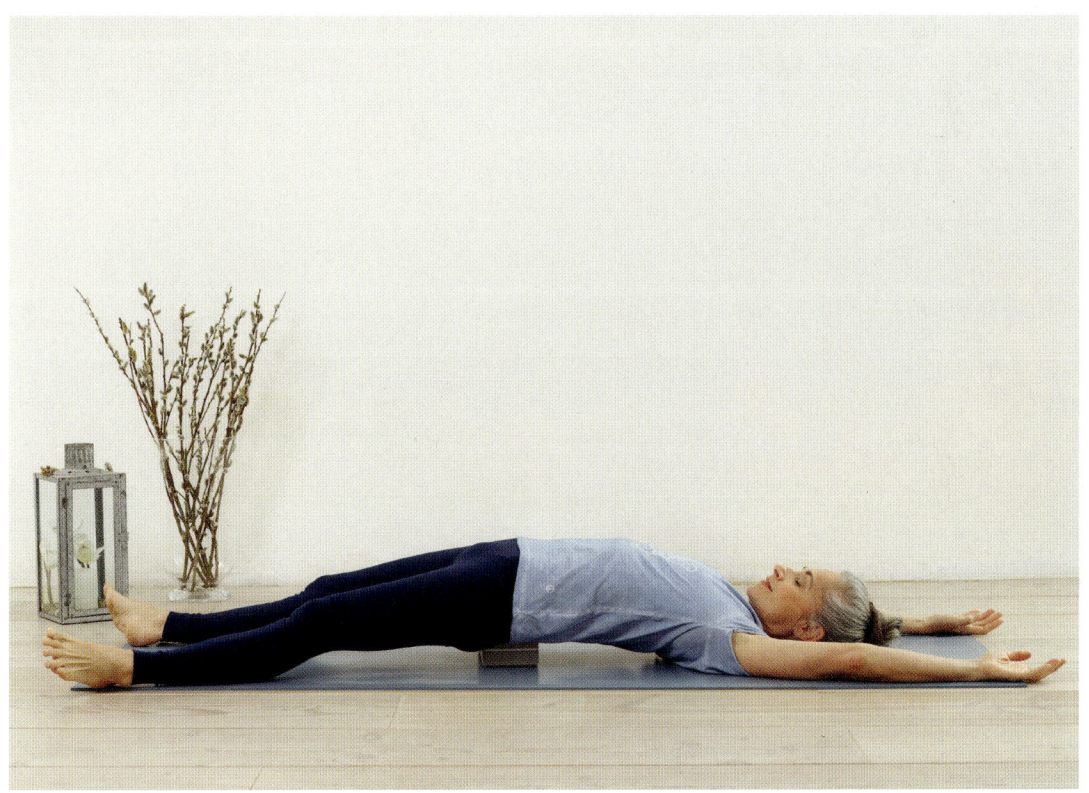

Liegender Twist

Kommen Sie auf einer Yoga-Matte in Rückenlage und ziehen Sie die Knie zur Brust. Stecken Sie ein Kissen zwischen die Knie und legen Sie die Beine hüfthoch gebeugt auf der linken Seite ab, eventuell legen Sie ein weiteres Kissen unter den ausgestreckten Arm. Nun die linke Hand auf das obere Knie legen, während Sie den rechten Arm mit der offenen Handfläche nach oben zur rechten Seite wegstrecken. Den Kopf mit sanft zur Brust geneigtem Kinn in diese Richtung wenden. Lassen Sie über die sich öffnende Hand los, was Sie nicht mehr halten wollen. Führen Sie die Übung 1–3 Minuten auf jeder Seite aus.

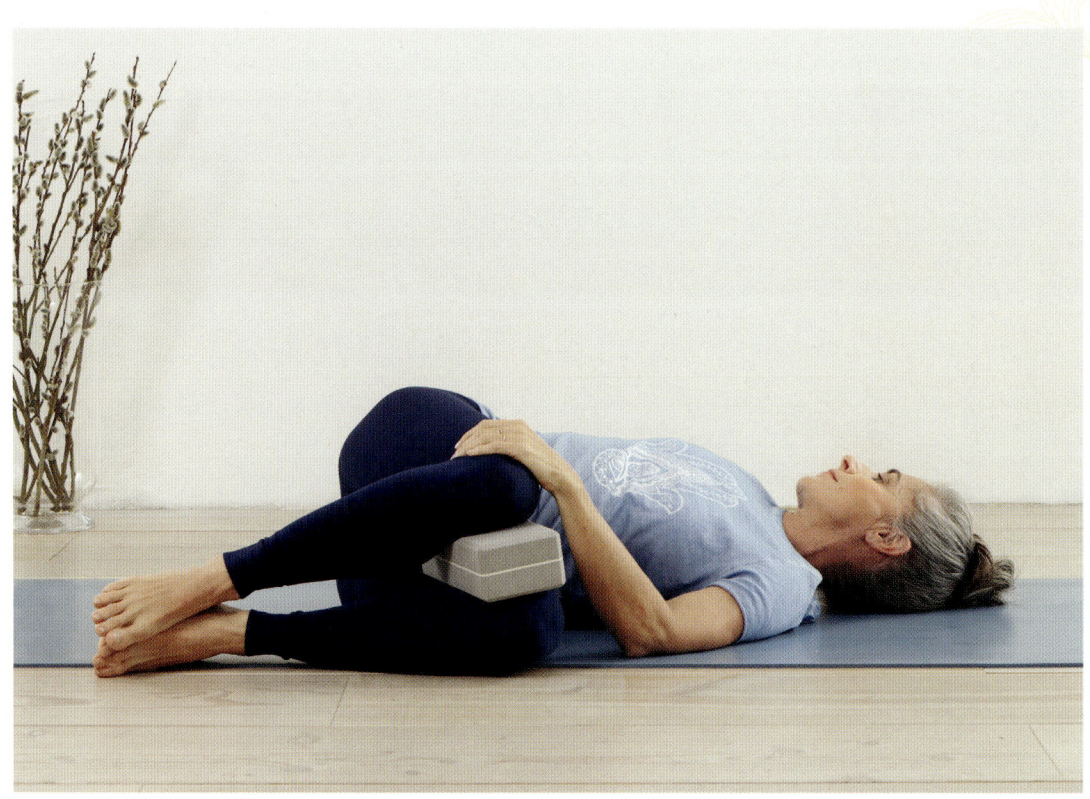

Wasserfall

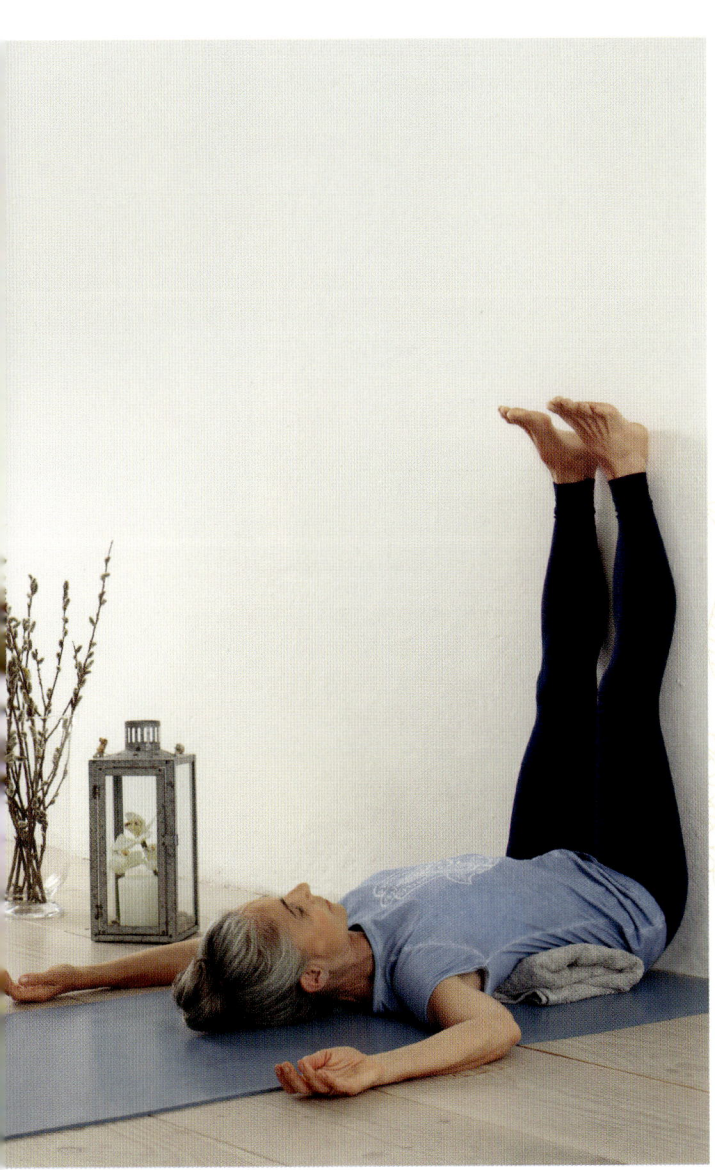

Ziehen Sie die Yoga-Matte mit der kurzen Seite zur Wand. Kommen Sie mit einem Kissen unterm Gesäß in Rückenlage. Platzieren Sie dann die Beine an der Wand und strecken Sie sie nach oben aus, die Arme werden schulterbreit ausgestreckt oder einfach neben dem Körper abgelegt. Legen Sie so positioniert evtl. für 3–5 Minuten ein Augenkissen oder ein Handtuch über die Augen und genießen Sie die Tiefenentspannung. Diese Übung gilt als Jungbrunnen, da das Blut so optimal im Rumpf zirkulieren und das Herz-Kreislauf-System insgesamt fördern kann.

Tiefenentspannung

Kommen Sie auf einer Yoga-Matte in Rückenlage. Strecken Sie die Beine aus und legen Sie
die Arme seitlich neben dem Körper ab. Zuvor
positionieren Sie ein Kissen oder eine gefaltete
Decke unter dem Kopf und eventuell ein gerolltes Handtuch unter den Knien. Breiten Sie eine
Decke über sich aus, damit Sie nicht auskühlen.
Stellen Sie einen Timer auf 10 Minuten. Schließen Sie die Augen und lenken Sie die Beobachtung auf den Atem oder das Heben und Senken
des Brustbeins. Wenn es Ihnen schwerfällt, zur
Ruhe zu kommen, üben Sie den Body Scan.

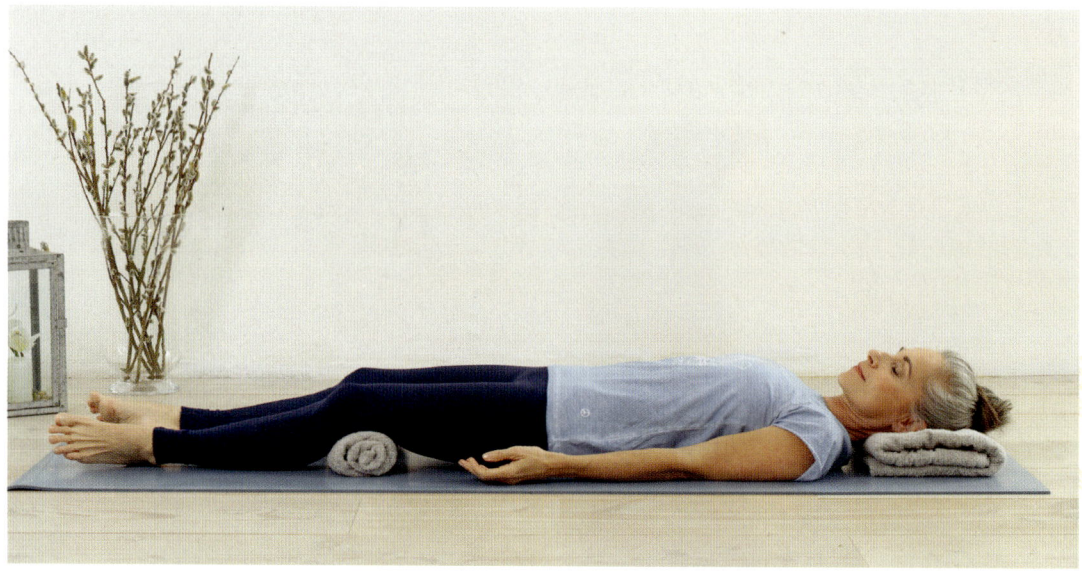

Wirkung der Übungssequenz:
▸ Ruhe, Wärme, Geborgenheit
▸ Sich spüren, erden und öffnen
▸ Ur-/Grundvertrauen stärken
▸ Schulter-Nacken-Dehnung
▸ Organmassage

Nüsse und Kerne

Mit einer Handvoll Nüsse und Kerne täglich haben Sie Ihre Gesundheit buchstäblich in der Hand: Die Power-Mischung ist zwar fettreich – aber es handelt sich dabei hauptsächlich um die essenziellen ungesättigten Fettsäuren, die der Organismus für einen reibungslosen Stoffwechsel braucht und die beileibe nicht dick machen. Von A(lpha-Linolen-Säure) bis Z(eaxanthin) ist in Nüssen und Kernen wirklich alles enthalten, was Sie gesund, munter und darüber hinaus jung hält.

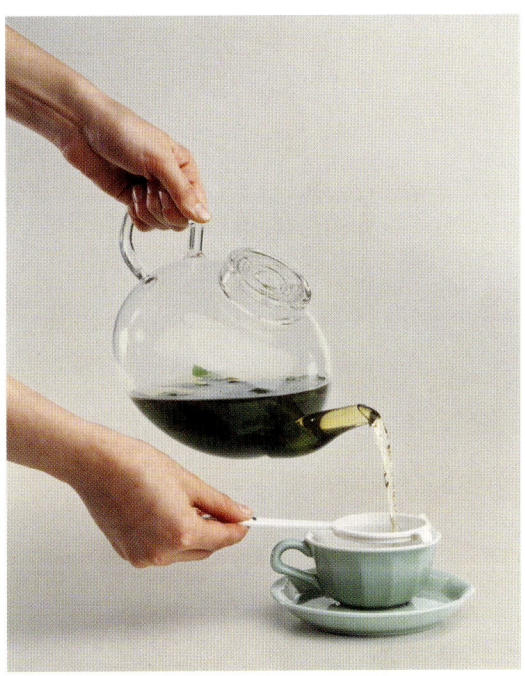

»Nicht was wir erleben, sondern wie wir empfinden, was wir erleben, macht unser Schicksal aus.«

MARIE VON EBNER-ESCHENBACH

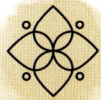

Zitronenmelisse-Tee

Für eine Tasse Tee 1 TL getrocknete Zitronenmelisse sowie einige Stängel Zitronengras mit kochend heißem Wasser übergießen, 3–5 Minuten ziehen lassen und abseihen. Eventuell mit Zitrone und etwas Honig abschmecken. Die Teemischung wirkt beruhigend – besonders in den unruhigen Phasen der Wechseljahre, am besten nachmittags statt Kaffee.

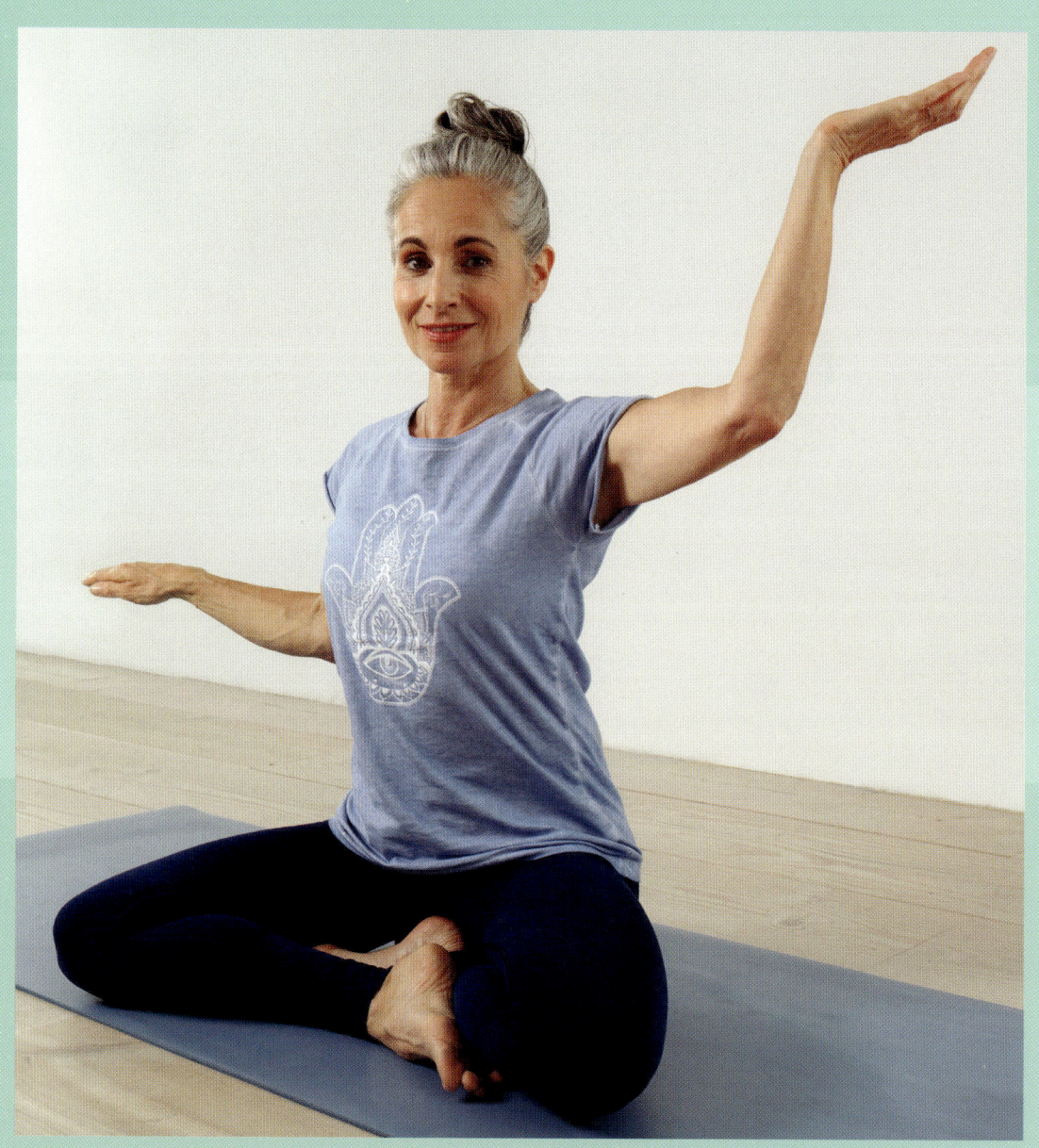

Hormonbalancierend & ausgleichend

Die Phase der Veränderung mag anfangs frustrierend erscheinen, und wenn dann zusätzlich die Hormone verrückt spielen, zweifelt man noch mehr an sich. Doch mit den richtigen Yoga-Übungen und viel Selbstliebe lässt sich die nötige Balance wiederfinden.

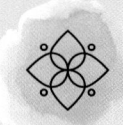

Leben ist Bewegung

Seit einiger Zeit fluten Hitzewallungen unkontrolliert Ihren Körper, Sie wachen mitten in der Nacht auf und werden von Ihren Ängsten überwältigt. Der Blick in den Spiegel deprimiert Sie: Die Falten graben sich tiefer in Ihr Gesicht, Sie registrieren graue und dünner werdende Haare, das Bindegewebe scheint zu welken, plötzlich schmerzen die Gelenke, die Muskulatur erschlafft, die Mundwinkel ziehen sich – wie Ihre Laune – nach unten. Die Ernte nach einer langen, fruchtbaren Lebensphase fällt spärlich aus. Vielleicht hat sich Ihr Partner von Ihnen entfernt oder Sie ziehen sich zurück. Die Kinder verlassen gut gelaunt das Nest, und die neue Kollegin in Ihrer Abteilung ist 15 Jahre jünger, engagierter, belastbarer und leistungsfähiger – der Chef applaudiert.

Machen Sie sich klar, dass Ihr Körper in einer Phase der Umstrukturierung und keinesfalls »defekt« ist. Bleiben Sie bei sich und akzeptieren Sie den Wechsel, statt sich vorauseilend die Hormonpille oder Botox-Spritzen verpassen zu lassen. Es gibt zahlreiche natürliche Ansätze wie etwa Yoga, um dem Alterungsprozess entgegenzuwirken.

Praktizieren Sie Selbstliebe, statt ins Drama zu verfallen. Danken Sie Ihrem Körper für die durchlebte Zeit – für die vielen Erfahrungen und Abenteuer, fürs Wachsen, Werden und Sein. Es gibt keinen besseren und treueren Partner! Atmen Sie Licht und Liebe ein und befreien Sie sich mit der Ausatmung von dem, was Sie loslassen wollen. Vergessen Sie nicht, dass Menschen, die einen liebevollen Umgang mit sich selbst pflegen, auf andere äußerst anziehend wirken.

Atemübung
Ozeanische Atmung

Kommen Sie auf einer Yoga-Matte, evtl. unterstützt durch eine Yoga-Rolle oder gerollte Decke, in Rückenlage. Der untere Rücken befindet sich direkt vor der Rolle. Atmen Sie ein paarmal durch die Nase ein und durch den Mund aus. Legen Sie dann beide Hände auf den Bauch und atmen Sie tief dorthin und nun durch die Nase ein und aus. Legen Sie die linke Hand auf die Brust, atmen Sie ein paarmal vom Bauch bis dorthin und lenken Sie den Atem in den ganzen Rumpf.

Mit ausgebreiteten Armen 3 Mal tief durch die Nase ein- und den Mund ausatmen. Während der dritten Ausatmung auf halber Strecke den Mund schließen, sodass ein Rauschen entsteht. Durch die Nase weiteratmen und das Rauschen beibehalten, die Stimmritze ist nun verengt. Wenn der Atem gleichmäßig fließt, die Ein- und Ausatmung auf jeweils 4 Takten 2 Minuten lang ausbalancieren (s. S. 25).

Mantra
So Ham (»Pendeln«)

Das indische Mantra »So Ham« bedeutet übersetzt so viel wie »Ich bin das« und im Umkehrschluss »Das bin ich«. Die Gedanken, Lebensumstände, das Äußere, die Psyche, jeder Atemzug – alles unterliegt der stetigen Veränderung. Wir können uns mit nichts wirklich identifizieren, alles ändert sich: Mal bin ich so, dann wieder so und morgen anders. Einzig das, was den Wandel beobachtet und erkennt, bildet eine Insel im Fluss der Veränderung: das Beständige im Transformationsprozess, das Göttliche im Lebendigen. Das wirklich Verlässliche ist der Wandel. »So Ham« lässt sich wunderbar im Rahmen einer Mantra-Meditation praktizieren: zur Ruhe kommen – beobachten – geschehen lassen.

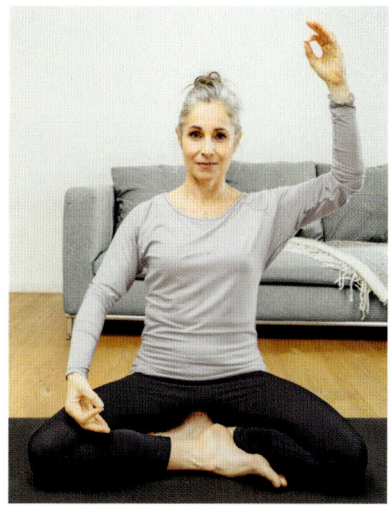

▶ Kommen Sie auf einer Yoga-Matte oder auf einer gefalteten Decke in einen bequemen Sitz. Achten Sie darauf, dass Ihre Wirbelsäule stabil und aufgerichtet ist, die Sitzhöcker bilden ein solides Fundament. Atmen Sie ein paarmal entspannt durch die Nase ein und aus.

▶ Beide Hände liegen auf den Oberschenkeln, die Handflächen zeigen nach oben.
▶ Heben Sie den linken Arm auf Kopfhöhe an, der rechte bleibt unten.
▶ Atmen Sie dabei ein und sagen unterdessen »So«. Anschließend sagen Sie »Ham« und atmen aus, während die Arme die Haltung wechseln: der linke geht nach unten, der rechte nach oben.
▶ Senken Sie nun den rechten Arm nach unten,

während sich der linke Arm hebt. Konzentrieren Sie sich darauf, dass die Bewegung mit der Ausatmung fließt.
▶ Wiederholen Sie die Übung, solange Sie in einer meditativen Ruhe sitzend bleiben können.

Spüren Sie, wie ein angenehmes Gefühl von Leere sich in Ihnen ausbreitet. Sie können nach einer Weile die Hände auf die Oberschenkel legen, die Augen schließen oder den Blick ins Unendliche richten. Stellen Sie sich vor, Sie sitzen im Zwielicht der Morgenröte oder der Abenddämmerung am Ufer eines Sees: Beobachten Sie sich dort im Zustand der Meditation, eingekehrt in die Stille, umgeben von Schönheit und Frieden: Das sind Sie – Sie sind das.

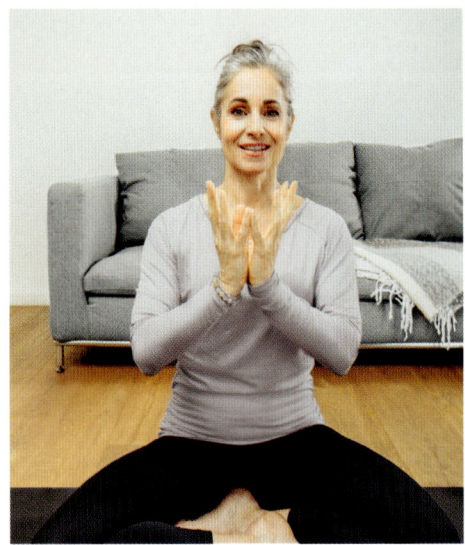

Mudra Padma-Mudra

»Padma« bedeutet Lotos - diese Pflanze hat in der buddhistischen und hinduistischen Philosophie eine große Bedeutung und Symbolkraft. Der Same des Lotos ruht am Grunde eines Teichs, sein Keim bildet sich in der Dunkelheit des trüben Sumpfes und schiebt sich unbeirrt - against all odds - ins Licht. Dort entfaltet sich aus der Pflanze eine perfekte, unbefleckte, strahlend weiße Blüte. Der Lotos ist das Sinnbild des Transformationsprozesses, der meist mit Reibung, Widerstand und einigen Schwierigkeiten verbunden ist.

▶ Kommen Sie auf einer Yoga-Matte oder auf einer gefalteten Decke in einen bequemen Sitz. Lenken Sie das Bewusstsein auf Ihre Hände.
▶ Bringen Sie die Hände wie zum Gebet oder in Namasté-Haltung vor die Brust.
▶ Lassen Sie zwischen den Handflächen etwas Raum und setzen Sie nur die Fingerkuppen sanft aneinander. Pflanzen Sie das »Samenkorn des Lotos« in den Zwischenraum mitsamt einer spontan formulierten Eigenschaft, die Sie sich wünschen - so, als wäre sie bereits gegenwärtig: »Ich bin gelassen«, »Ich bin mutig«, »Ich bin gesund« oder ähnlich.
▶ Strecken Sie die Arme nach oben und öffnen Sie Zeige-, Mittel- und Ringfinger - nur die Daumen- und Kleine-Finger-Kuppen bleiben in Kontakt: Der Lotos blüht auf.
▶ Ziehen Sie die Arme wieder nach unten und bringen Sie die Hände in Namasté-Haltung vor die Brust: Verschließen Sie den Gedanken wieder als »Samenkorn« und machen Sie einen Herzenswunsch daraus.

Verneigen Sie sich vor Ihrem Anliegen, dem Ritual, sich selbst. Praktizieren Sie die Übung 5-10 Mal mit Hingabe und gehen Sie dann in die Herzraumatmung über (s. S. 26).

Atem-Meditation
Gefühle annehmen

▶ Die Aufmerksamkeit zunächst zum Atem bringen und den Atem beobachten. Sobald ein aufkommendes Gefühl die Aufmerksamkeit ablenkt, wenden Sie sich in dieser Form der Meditation ganz dem Gefühl zu.

▶ Wo ist das Gefühl körperlich spürbar? Hat es ein Zentrum? Welchen Raum nimmt es ein? Können Sie das Gefühl benennen, beispielsweise Wut oder Angst, Unsicherheit oder Traurigkeit? Was passiert im Körper, wenn Sie sich etwa in Gedanken beschimpfen oder schämen, wütend sind oder verzagt? Lässt sich erkennen, ob es einen Ursprungsort in Ihrem Körper für diese Emotionen gibt?

▶ Versuchen Sie alle aufkommenden Gefühle während der Meditation anzunehmen, wie sie sind, und zu benennen, etwa »Ärger« oder »Trauer« oder »Leichtigkeit« und so weiter. Sollte Ihnen kein Begriff zu einer Empfindung einfallen, spüren Sie einfach den körperlichen Empfindungen nach. Gefühle sind eine Mischung aus körperlichen und geistigen Prozessen.

▶ Probieren Sie aus, ständig wiederkehrende Gedankenschleifen nicht weiter zu nähren. Formulieren Sie den inneren Dialog um: Machen Sie aus »Ich bin ängstlich« die Phrase »Angst erfasst mich«. So lassen sich die Ichbezogenheit und die Fixierung auflösen. Gedanken und Gefühle kommen und gehen und gehören zu unserem Spektrum des breiten Erlebens. Erinnern Sie sich an das Zauber-Mantra »So Ham« (siehe Seite 59): »Ich bin das – da bin ich« ... in jedem Moment anders.

Tanzender Lotos

Kommen Sie auf einer Yoga-Matte in einen bequemen Sitz mit gekreuzten Beinen. Dehnen Sie Schulter- und Nackenbereich, indem Sie den Kopf hängend halbkreisförmig von links nach rechts und umgekehrt bewegen. Richten Sie den Kopf auf und rotieren Sie mit den Schultern vor und zurück. Beginnen Sie nun mit dem Oberkörper zu kreisen und die Bewegung immer größer

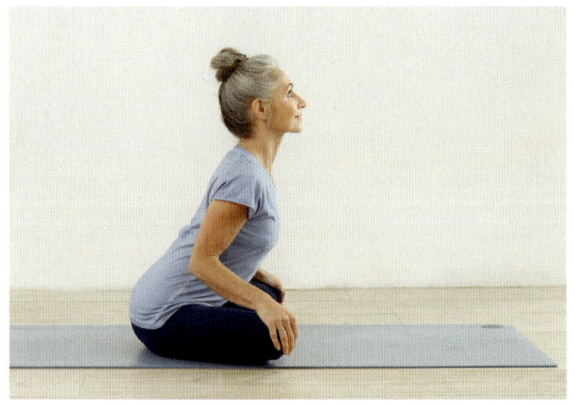

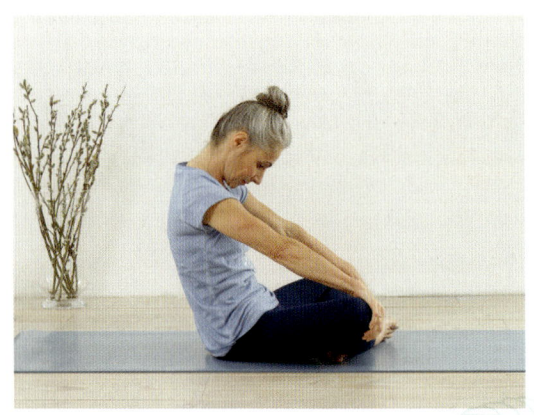

und weiter werden zu lassen. Wechseln Sie nun die Beine und kreisen Sie in die entgegengesetzte Richtung. Pro Seite etwa 1 Minute kreisen.

Liegende Grätsche

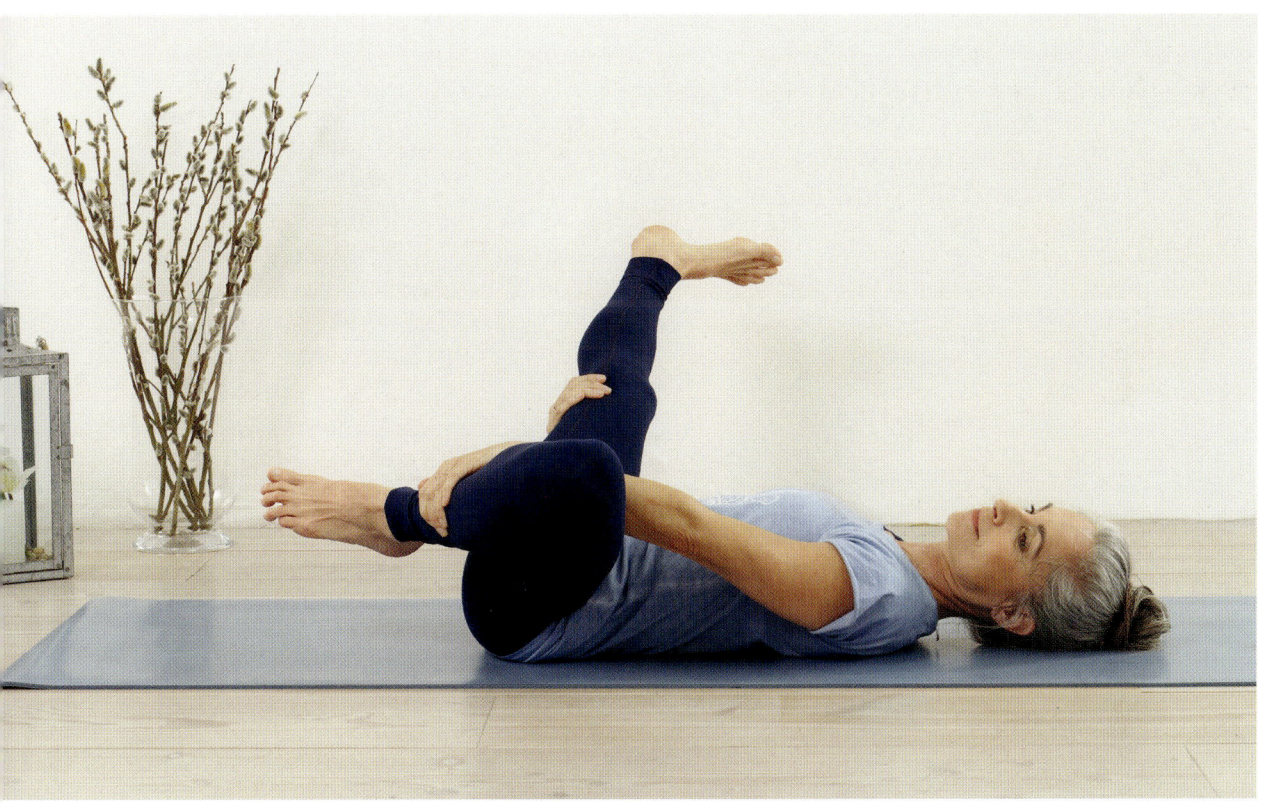

Kommen Sie auf einer Yoga-Matte in Rückenlage. Das rechte Bein wird seitlich gestreckt, das linke Bein wird angewinkelt. Fassen Sie mit der linken Hand Ihren linken Knöchel oder das Schienbein und ziehen es zu sich heran. Das rechte Bein kann unterstützend mit der Hand gehalten und in die Streckung gebracht werden. Nach 5 Atemzügen die Seite wechseln und genauso verfahren.

»*Alles Leben ist Bewegung, Bewegung ist Leben.*«

DANTE ALIGHIERI

Halbes Happy Baby

Kommen Sie auf einer Yoga-Matte in Rückenlage. Das linke Bein kann locker aufgestellt oder ausgestreckt bleiben. Ziehen Sie das rechte Knie zum Körper heran. Dabei greift die rechte Hand die Außenkante des rechten Fußes, dann beugen Sie das Bein, bis das Knie in die Achselhöhle kommt bzw. in Richtung Achselhöhle. Nach 5 Atemzügen die Seite wechseln und genauso verfahren.

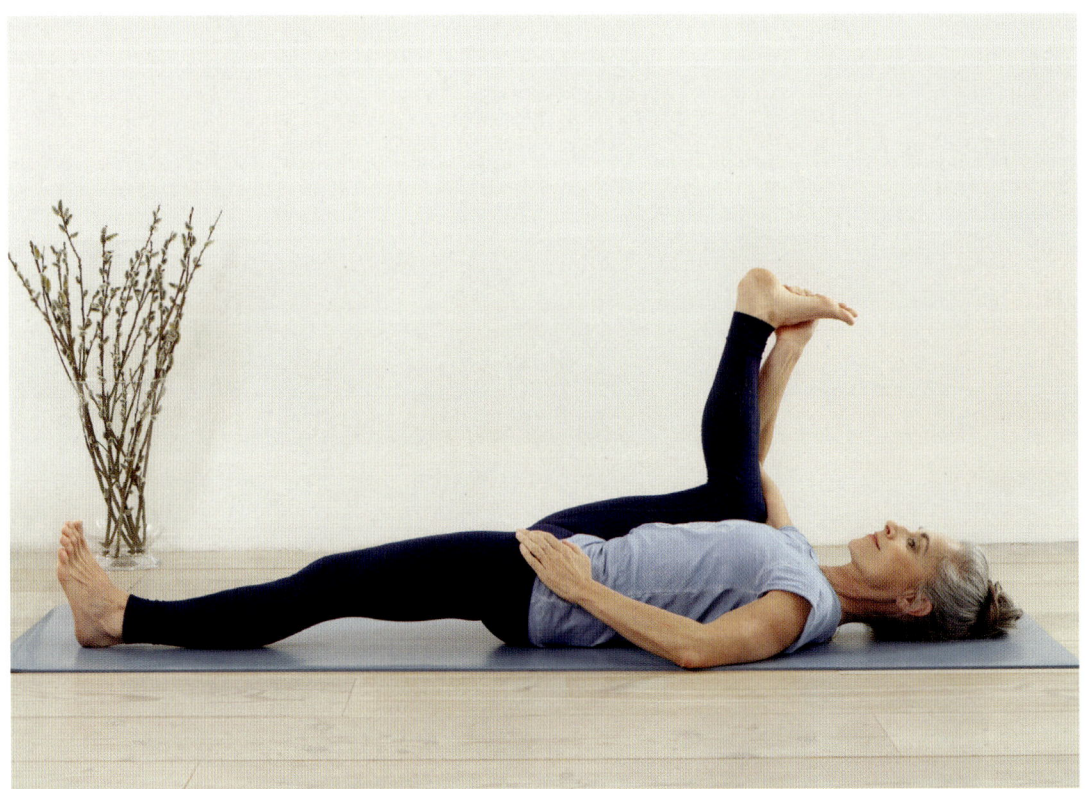

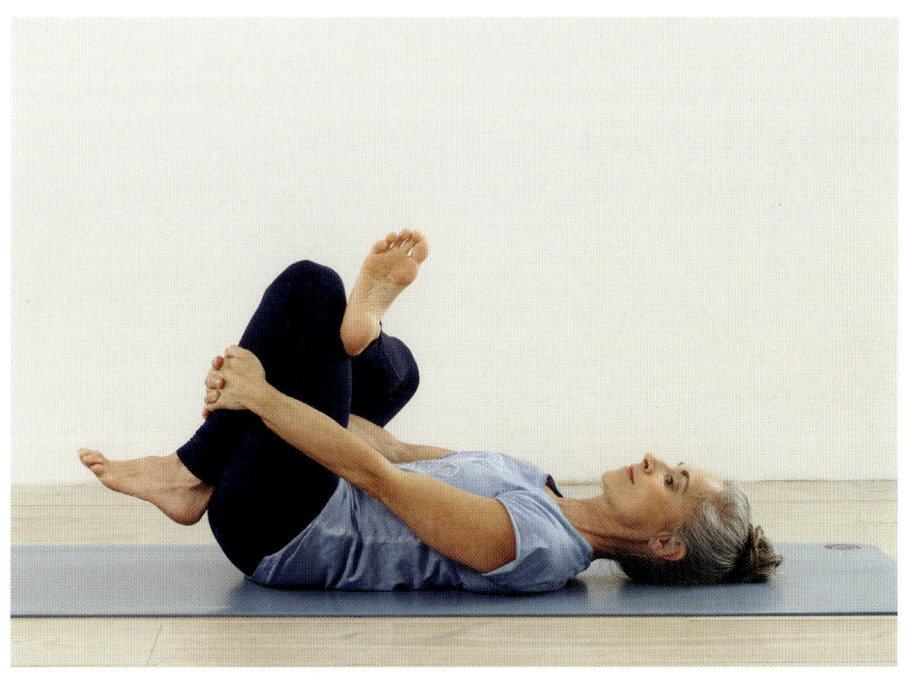

Nadelöhr

Kommen Sie auf einer Yoga-Matte in Rücken-lage. Stellen Sie die Beine hüftbreit auf und legen Sie den rechten Knöchel über das linke Knie. Entweder fassen Sie die Rückseite des linken Oberschenkels oder die Vorderseite des linken Schienbeins mit verschränkten Händen. Das Bein sanft anziehen und wieder lösen. Nach 5 Atemzügen die Seite wechseln und die Übung 5 Atemzüge lang genauso durch-führen.

Liegender
Scheibenwischer

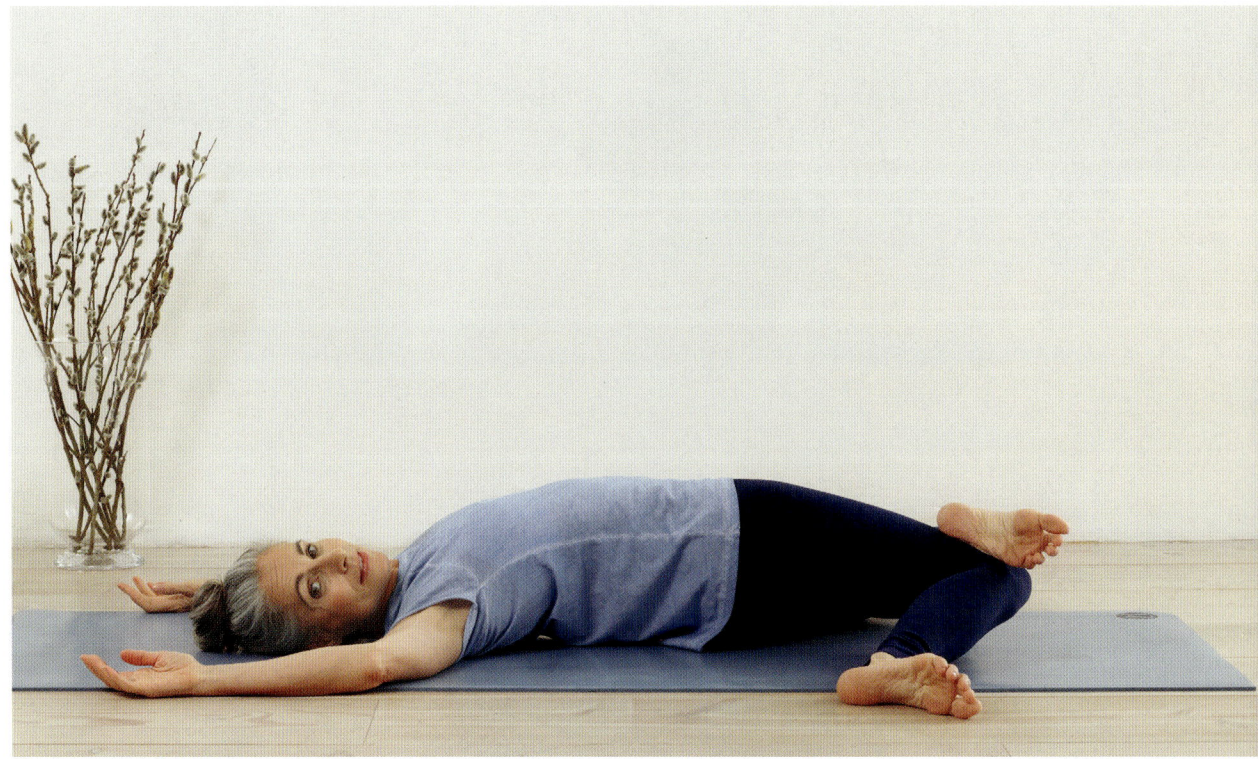

Kommen Sie auf einer Yoga-Matte in Rückenlage. Stellen Sie die Beine so auf, dass sich die Füße jeweils auf den Mattenrändern befinden. Lassen Sie beide Knie gleichzeitig nach links fallen, dann legen Sie den linken Knöchel über das rechte Knie, eventuell ein Kissen oder einen Klotz unter das rechte Knie legen. Nach 5 Atemzügen die Seite wechseln und genauso verfahren.

Gegrätschte Hocke

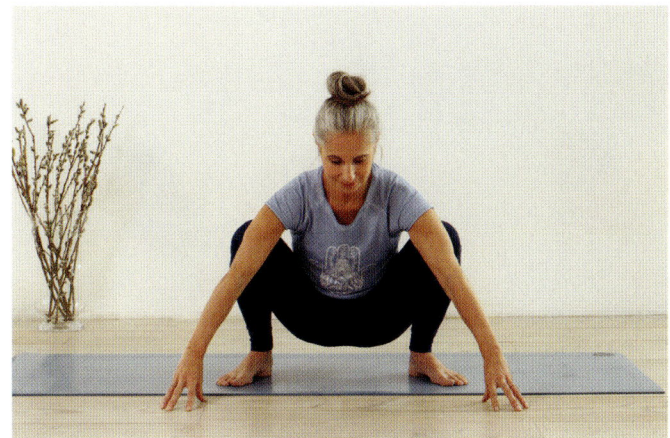

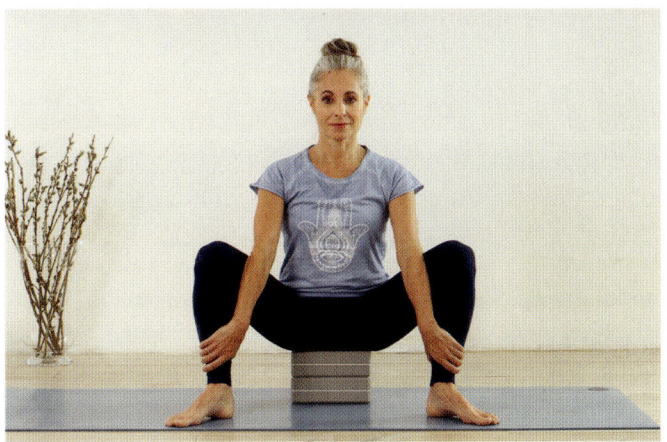

Kommen Sie auf einer Yoga-Matte in die Hocke und stellen Sie dabei die Füße etwa matten-breit auf. Das Gesäß sollte möglichst tief lie-gen, eventuell Klötze oder gerollte Handtücher unter die Fersen oder das Gesäß legen. Den Schulterbereich zwischen die Knie bringen und den Rumpf so tief einsinken lassen, wie es für den unteren Rücken angenehm ist. Mit dem Oberkörper eventuell sanft pendeln und sich in dieser Haltung etwa 1 Minute wiegen.

Schnürsenkel

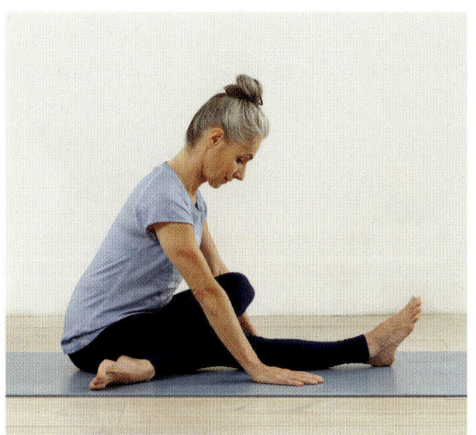 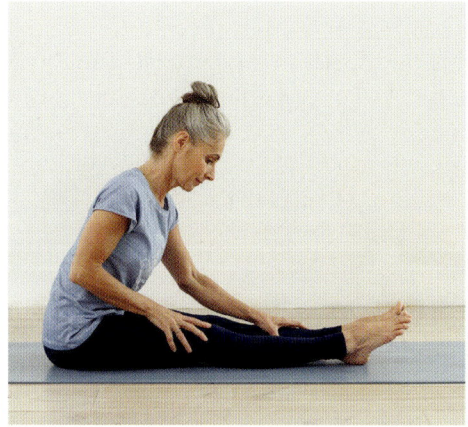

Kommen Sie auf einer Yoga-Matte oder auf einer gefalteten Decke in einen bequemen Sitz. Das rechte Bein ausstrecken und eventuell ein Kissen oder ein gerolltes Handtuch unter das Knie legen. Flexen Sie den Fuß (die Zehen anziehen und die Ferse wegschieben) des ausgestreckten Beins, damit das Kniegelenk gesichert ist, und lassen Sie ihn dann los. Nun das linke Knie zum Körper heranziehen und das Bein im spitzen Winkel über das rechte Knie ablegen, sodass der linke Fuß etwa neben der rechten Hüfte liegt. Den Oberkörper leicht, mit viel Gefühl, nach vorn beugen. Hier entsteht viel Zugkraft auf der Rückseite des unteren Beines, die rückseitige Körper-Faszie wird von der Achillesferse bis zur Hüfte intensiv gedehnt. Bleiben Sie in einer Haltung, in der der Atem fließt. Forcieren Sie nichts.

Atmen Sie gleichmäßig und tief etwa 3 Minuten in die Dehnung.

Strecken Sie anschließend die Beine aus und massieren Sie die Vor- und Rückseiten der Ober- und Unterschenkel mit viel Gefühl. Die Seite wechseln und die Übung wiederholen, diesmal die Beine sanft mit den Handflächen abklopfen. Der untere Rücken wird im Bereich des Kreuzbeins geweitet, hier entsteht Öffnung. Die tief in der Bauchhöhle liegenden Eierstöcke werden durch die Atemarbeit in der Haltung sanft massiert, nach hinten entsteht Öffnung. Durch die tiefe Bauchatmung wird die Mitte zusätzlich »ausgehöhlt« und erhält mehr Raum für den nährenden Atem.

Halber Drehsitz

Kommen Sie auf einer Yoga-Matte oder auf einer gefalteten Decke in einen bequemen Sitz. Den rechten Fuß über das linke Knie des ausgestreckten Beines führen und außen aufstellen. Den Oberkörper mittels Streckung des linken Arms längen. Den linken Ellbogen anschließend außen am rechten Knie »verhebeln« und nach rechts drehen (»verschrauben«). Fünf Atemzüge lang tief in den Bauchraum zum rechten Eierstock atmen. Dann die Seiten wechseln und die Übung wiederholen, 5 Atemzüge lang tief in den Bauchraum zum linken Eierstock atmen.

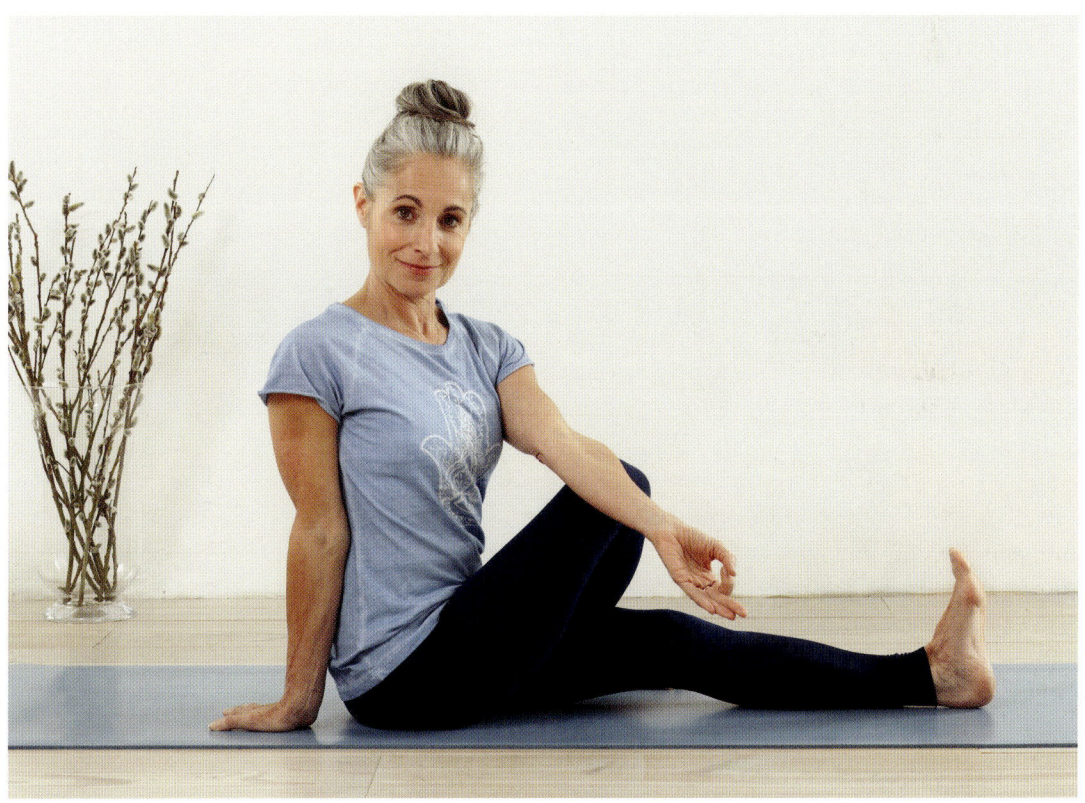

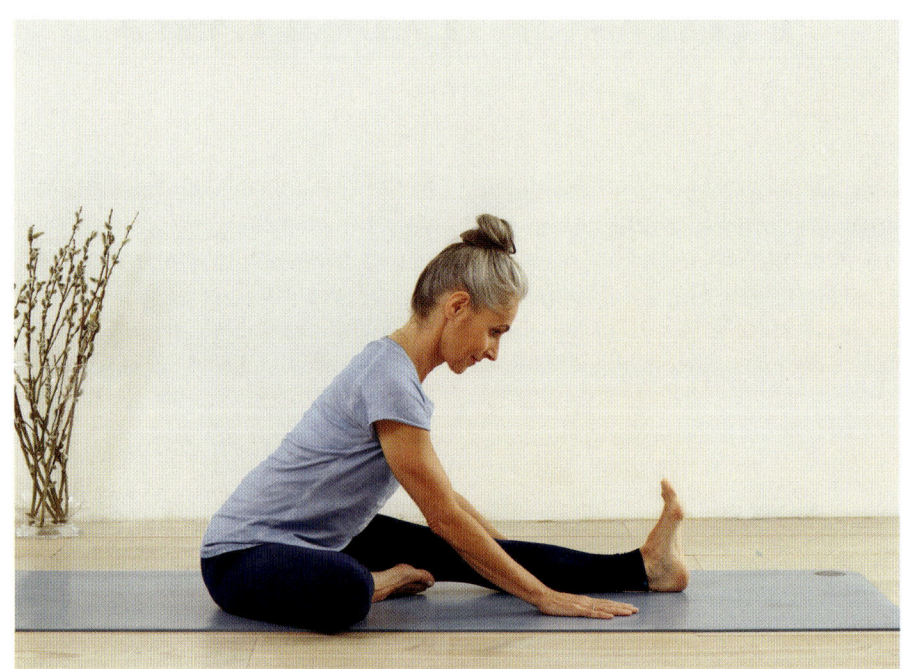

Kopf-Knie-Haltung

Kommen Sie auf einer Yoga-Matte oder auf einer gefalteten Decke in einen bequemen Sitz. Strecken Sie das linke Bein aus und ziehen Sie das rechte Knie zu sich heran. Lassen Sie das rechte Knie zur rechten Seite fallen und bringen Sie den rechten Fuß an die Innenseite des linken Oberschenkels. Bei Bedarf legen Sie ein Kissen unter eines oder beide Knie. Heben Sie den Oberkörper langsam an und neigen Sie sich gerade ausgerichtet nach vorne: Der Kopf geht in Richtung Knie. Flexen Sie dabei den Fuß (die Zehen anziehen und die Ferse wegschieben) des ausgestreckten Beines, damit das Kniegelenk gesichert ist. Diese Variante ermöglicht eine tiefere Vorbeuge mit einseitiger Hüftöffnung und stimuliert den jeweiligen Eierstock durch Kompression. Erspüren Sie in dieser Haltung angekommen 1–3 Minuten die Tiefe der Vorbeuge. Lösen Sie die Haltung und gehen Sie in die Bewegung des dynamischen, langsamen Sitzenden Scheibenwischers (s. S. 101) über. Dann die Seiten wechseln und die Übung wiederholen.

Libelle

Kommen Sie auf einer Yoga-Matte in einen bequemen Sitz. Strecken Sie die Beine aus und grätschen Sie sie, legen Sie bei Bedarf ein Kissen unter das Gesäß und gerollte Handtücher unter die Knie. Bringen Sie einen Stapel Kissen oder eine Yoga-Rolle vor sich, die Sie umarmen können und an der Sie in der Vorbeuge Halt finden. So bleibt der Rücken beim Vorbeugen lang und die Lendenwirbelsäule ist geschützt. Alternativ können Sie einen Stuhl vor sich aufstellen und die Arme dort ablegen. Flexen Sie beide Füße (die Zehen anziehen und die Fersen wegschieben), damit die Kniegelenke gesichert sind.

Neigen Sie sich sanft nach vorn und umarmen Sie die Kissen oder legen Sie die Arme auf dem Stuhl ab. Wenn es Ihr Rücken erlaubt, können Sie ihn in einer passiv durchgeführten Vorbeuge sanft krümmen. Dies stimuliert die tief liegenden Eierstöcke und öffnet mehr Raum nach hinten. Lenken Sie den Atem in den Bauchraum und bleiben Sie 3–5 Minuten in der Haltung. Schließen Sie die Übungseinheit auf dem Rücken liegend mit der Übung Happy Baby (s. S. 105) ab.

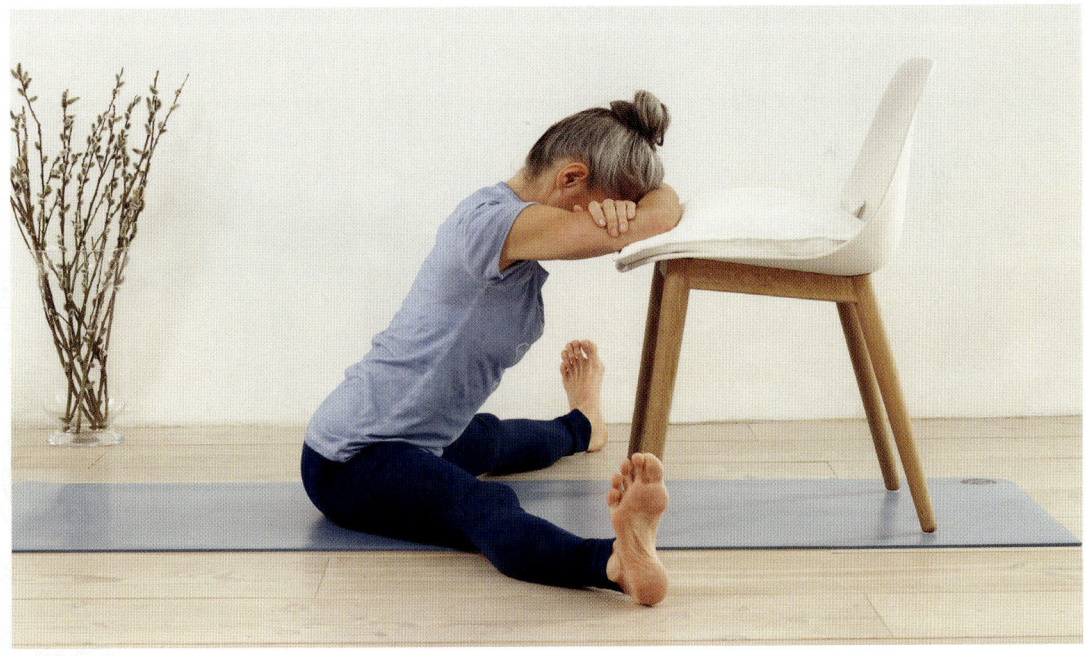

Wasserfall–Kaskade

Kommen Sie auf einer Yoga-Matte längs vor einem Stuhl in Rückenlage. Legen Sie die angewinkelten Unterschenkel auf dem Stuhl ab, die Arme sind seitlich ausgebreitet. Bei Bedarf legen Sie ein Kissen unter den Kopf. Atmen Sie so liegend entspannt 5–10 Minuten in den Bauchraum.

Wirkung der Übungssequenz:

▶ Zur Ruhe und zu sich selbst kommen, seine Mitte finden.
▶ In den Bauchraum zu atmen nährt die (Geschlechts-)Organe mit Sauerstoff.
▶ Weite in den unteren Rücken beziehungsweise in die Mitte bringen.
▶ Die Leisten dehnen und die Hüften öffnen.
▶ Vorbeuge und Bauchatmung massieren das Zwerchfell.

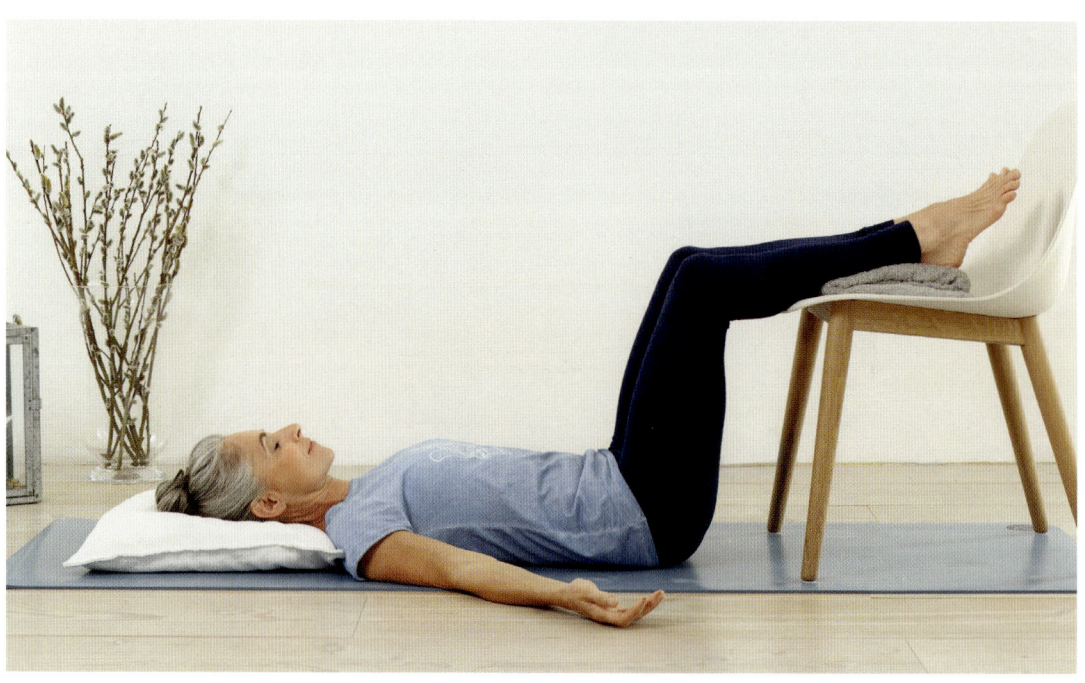

»Man muss den Dingen die eigene, stille,
ungestörte Entwicklung lassen,
die tief von innen kommt und durch nichts
gedrängt oder beschleunigt werden kann,
alles ist austragen – und dann gebären.«

RAINER MARIA RILKE, ÜBER DIE GEDULD

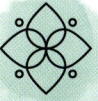

Frauenmantel-Tee

Für eine Tasse Tee 1 TL getrocknetes Frauenmantel-Kraut mit kochend heißem Wasser aufgießen, 10 Minuten ziehen lassen und abseihen. Täglich eine bis drei Tassen trinken. Die Inhaltsstoffe des Krauts wirken ausgleichend bei hormonellen Schwankungen.

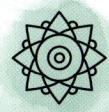

Yams-Wurzel

Die Yams-Wurzel mit ihrer Vielzahl an Spurenelementen, Vitaminen und Mineralstoffen wurde schon in der Traditionellen Chinesischen Medizin als Heilmittel eingesetzt, um die sogenannten »Frauenleiden« zu kurieren. Ein wirksamer Bestandteil ist das Steroid Diosgenin, das dem menschlichen Gelbkörperhormon Progesteron ähnelt und in besonders hoher Konzentration in der wilden Yams-Wurzel (Mexican Wild Yam) vorkommt. Schwangere sollten sich beim Verzehr zurückhalten, ansonsten ist die Wurzel gekocht, gebacken oder getrocknet ein wirkungsvolles natürliches Mittel für Frauen in der Lebensmitte.

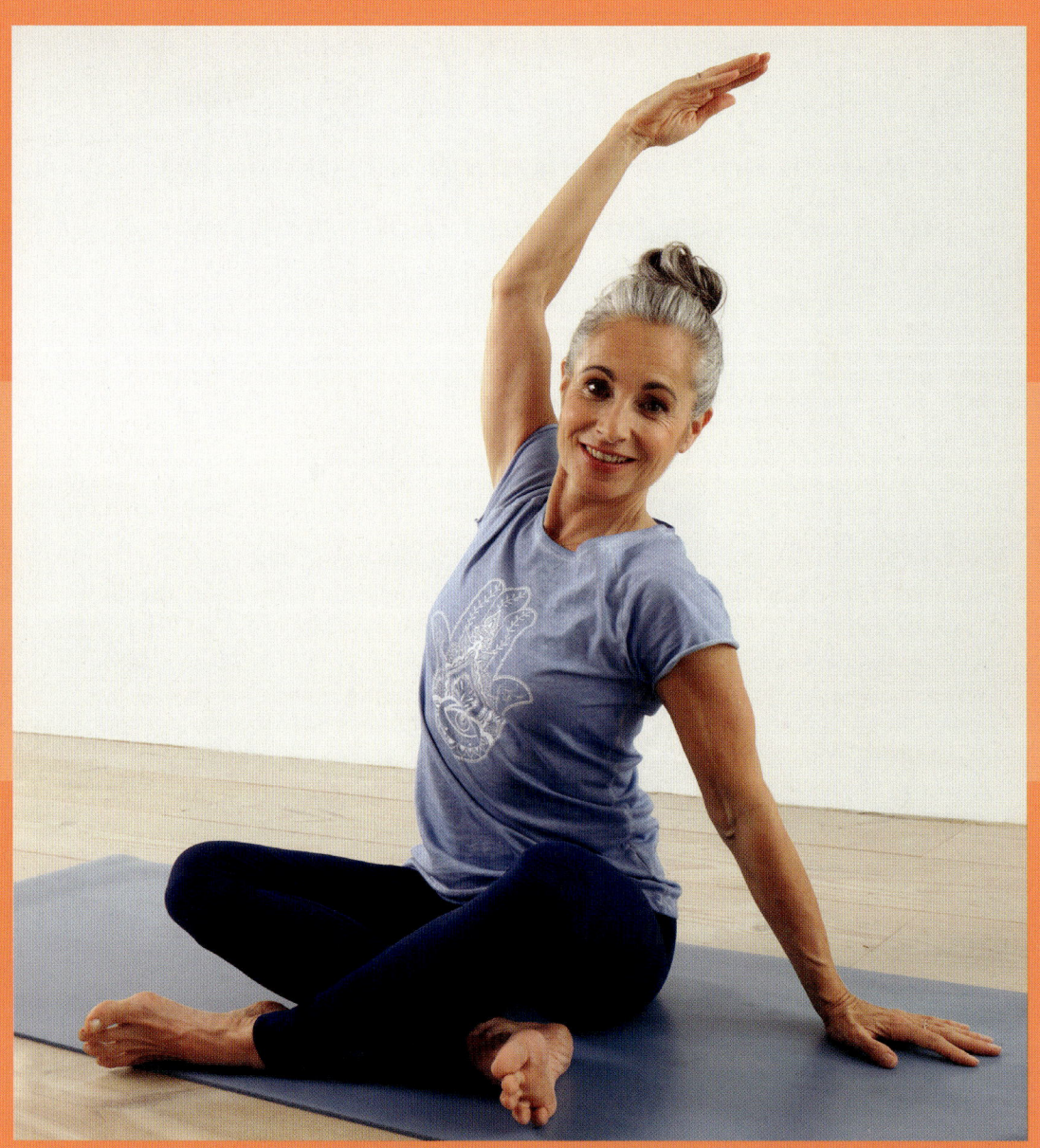

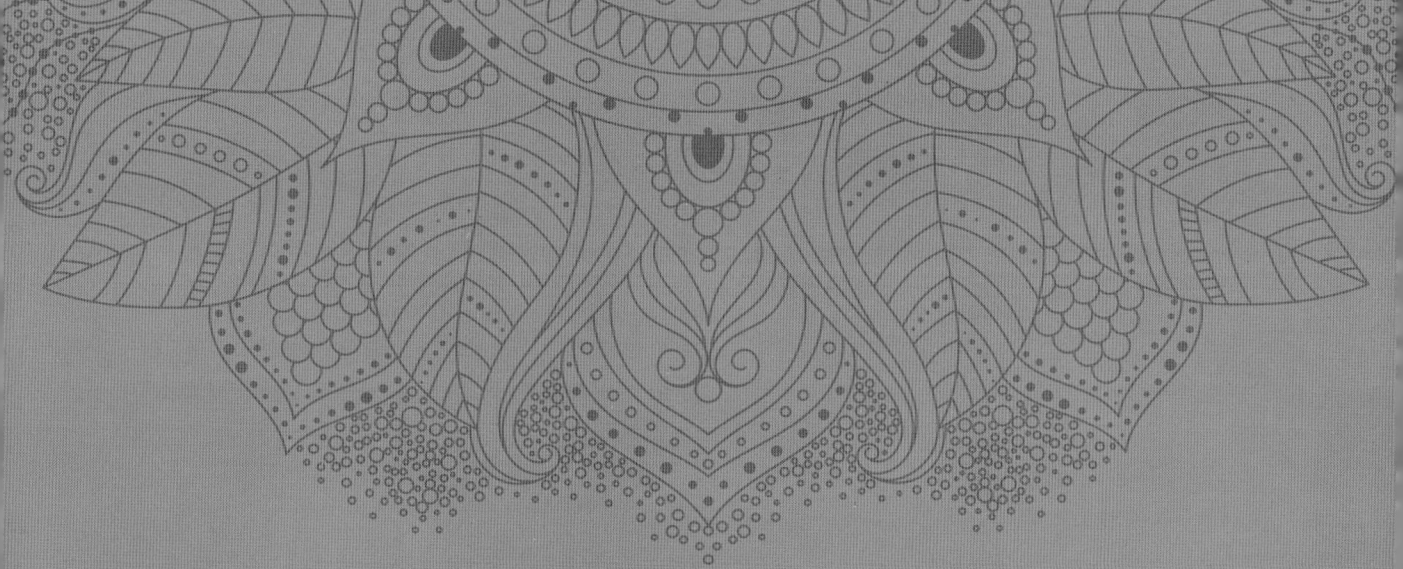

Aktivierend & stärkend

Anstatt sich von den schwierigen Zeiten im Leben
runterziehen zu lassen, werden Sie aktiv - praktizieren Sie mit Freude
und kümmern Sie sich um sich selbst.

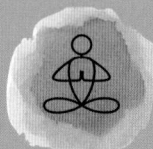

Blick nach vorn!

Manchmal schlägt das Leben hart zu und wirft uns sprichwörtlich aus der Bahn oder zu Boden: Krankheit oder Unfall, Scheidung oder Trennung, Kündigung, Umzug mit Neuanfang, Streit oder Gerichtsverfahren, der Tod eines geliebten Menschen … Einige Menschen erleiden ein tiefes Trauma, verlieren den Halt oder finden nicht mehr in die Stabilität, Routine und Balance zurück. In diesen Fällen gilt es als Betroffener Fürsorge und Mitgefühl für sich selbst zu entwickeln, achtsam gegenüber den eigenen Bedürfnissen zu sein. Suchen Sie sich Hilfe und Unterstützung in Ihrem Umfeld. Für Ihre Yoga-Praxis zu Hause wählen Sie Tisch, Stuhl und Wand als solide und stabile Partner sowie den Weg der kleinen und beständigen Schritte zurück in die Kraft und ins Selbstvertrauen.

Tun Sie sich in dieser Phase viel Gutes: Spaziergänge, Unternehmungen mit Freunden, gute Ernährung, ausreichender Schlaf, Sauna oder Massage. Machen Sie Dinge, die Freude bereiten. Wenn Sie Schmerzen haben, üben Sie sanft und treten mit Ihrem Körper in Verbindung. Dies gilt auch für psychischen Schmerz: Fordern, aber überfordern Sie sich nicht und akzeptieren Sie Ihre Grenzen. Wenn Sie keine Kraft fürs Üben haben, praktizieren Sie die Rituale der Mantras, Mudras, Pranayama oder Meditation. Stellen Sie an den Anfang Ihrer Yoga-Praxis eine Affirmation, die Sie immer wieder während der Pausen wiederholen, zum Beispiel »Ich bin gesund« oder »Ich bin gelassen«. Lassen Sie sich nicht davon abbringen, regelmäßig auf die Matte zu gehen und zurück ins aktive Leben zu finden.

Atemübung
Wechselatmung

Kommen Sie auf einer Yoga-Matte, auf einem Meditationskissen oder einer gefalteten Decke, alternativ auf einem Stuhl, in einen bequemen Sitz. Die Wirbelsäule sollte stabil und aufgerichtet sein. Schließen Sie die Augen und atmen Sie ein paarmal entspannt durch die Nase ein und aus. Verschließen Sie das rechte Nasenloch und atmen Sie durch das linke Nasenloch ein, halten Sie den Atem kurz an. Verschließen Sie nun das linke Nasenloch und atmen Sie durch das rechte

Nasenloch aus, den Atem kurz anhalten. Dann durch das rechte Nasenloch wieder einatmen, den Atem kurz stehen lassen, rechts verschließen und links ausatmen. Dies entspricht einer Runde, jede Runde endet mit der Ausatmung auf dem linken Nasenloch. Atmen Sie mit einiger Übung in gleichmäßigem Rhythmus auf je 4 Takte ein und aus. Führen Sie die Wechselatmung etwa 5–10 Runden durch. Die letzte Ausatmung erfolgt auf dem linken Nasenloch (s. S. 24).

Mantra
Mangala-Mantra

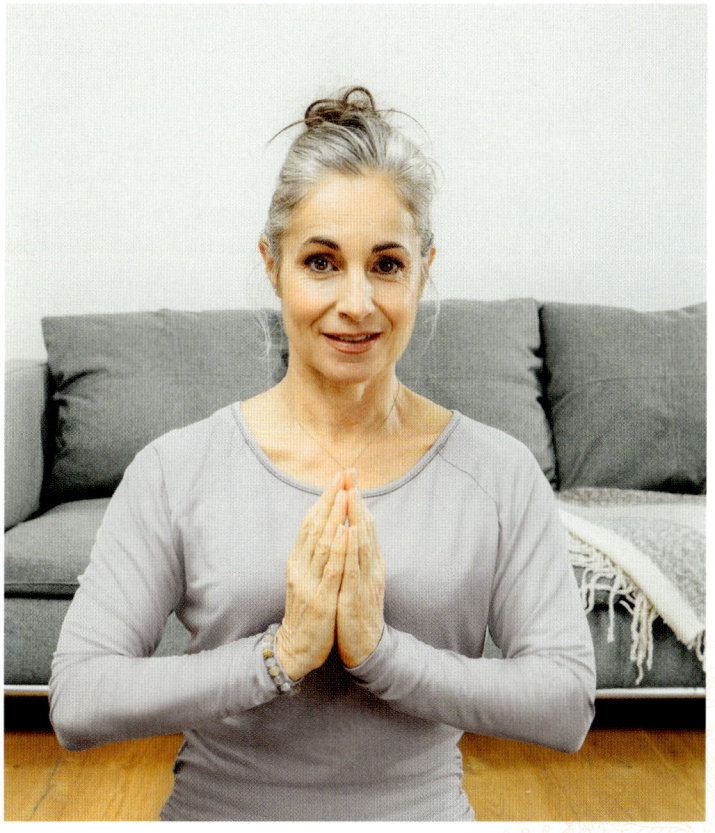

Das Mangala-Mantra oder Friedensmantra bedeutet in der Übersetzung »Mögen alle Wesen glücklich und frei sein«. Hierzu gibt es diverse vertonte Versionen, zum Beispiel von der Mantra-Sängerin Deva Premal. Hören Sie sich einige Interpretationen im Internet an und lernen Sie, dieses Mantra zu rezitieren. Stellen Sie das Friedensmantra, wenn Ihnen dieses Ritual gefällt, an den Anfang Ihrer Yoga-Praxis, und verinnerlichen Sie den Wunsch, dass alle Wesen glücklich und frei sein mögen. Diese Intention schließt übrigens Ihre eigene Freiheit und Ihr individuelles Glück mit ein. Wiederholen Sie das Mantra 3 Mal.

Mudra
Fünf-Finger-Mudra

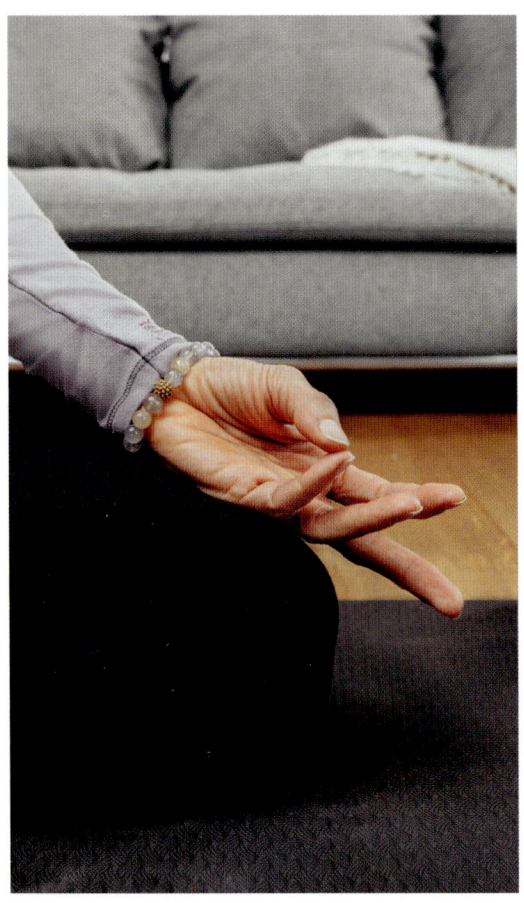

Kommen Sie auf einer Yoga-Matte oder auf einer gefalteten Decke, alternativ auf einem Stuhl, in einen bequemen Sitz. Lenken Sie das Bewusstsein auf Ihre Hände. Bringen Sie nun die Daumenkuppe jeder Hand nacheinander mit jeder einzelnen Fingerkuppe der gleichen Hand zusammen:

▶ Zeigefingerkuppe: »Wurzel«
▶ Mittelfingerkuppe: »Kraft«
▶ Ringfingerkuppe: »Stabilität«
▶ Kuppe des kleinen Fingers: »Vertrauen«

Beim Kontakt von Daumenkuppe und Kuppe des jeweiligen Fingers fokussieren Sie auf die entsprechend zugeordnete Eigenschaft, etwa Stabilität. Richten Sie Ihre Aufmerksamkeit auf den Atem und lassen Sie ihn gleichmäßig fließen. Im Laufe der Zeit werden Sie die Geste verinnerlichen und lernen diesen »Knopf« in Momenten der Verzweiflung, Erschöpfung oder innerer Unruhe zu betätigen und diese Eigenschaft, gekoppelt mit der Selbsterfahrung von tiefer Ruhe, Gelassenheit oder innerem Frieden, aus Ihrem Körperbewusstsein abzurufen. Diese Übung lässt sich jederzeit im Alltag anwenden.

Meditation
Metta-Meditation

Kommen Sie auf einer Yoga-Matte, auf einem Meditationskissen oder auf einer gefalteten Decke, alternativ auf einem Stuhl, in einen bequemen Sitz. Achten Sie darauf, dass Ihre Wirbelsäule stabil und aufgerichtet ist, die Sitzhöcker bilden ein solides Fundament. Atmen Sie ein paarmal entspannt durch die Nase ein und aus. Entspannen Sie Gesicht, Kiefer, Schultern sowie den Rest des Körpers und spüren Sie den Atem im Bauch, Brustbereich sowie unterhalb der Nasenspitze. Wenn sich Gedanken, Gefühle oder Körperempfindungen dazwischenschieben, dann registrieren Sie dies freundlich und wertfrei und kehren wieder zur Atembeobachtung zurück.

Verweilen Sie so für 5-10 entspannte Atemzüge und sprechen Sie dann innerlich folgende Sätze oder Wünsche aus:

▶ Möge ich glücklich und zufrieden sein.
▶ Möge ich in Sicherheit und Frieden leben.
▶ Möge ich frei sein von Angst, Leid und Schmerz.
▶ Möge ich gesund sein.

Denken Sie dann an eine Person oder ein Wesen, die oder das Ihnen am Herzen liegt und sprechen Sie für diese Person oder das Wesen die gleichen Wünsche aus:

▶ Mögest du glücklich und zufrieden sein.
▶ Mögest du in Sicherheit und Frieden leben.
▶ Mögest du frei sein von Angst, Leid und Schmerz.
▶ Mögest du gesund sein.

Stellen Sie sich eine Person vor, mit der Sie in einer neutralen Beziehung stehen - eine entfernte Verwandte, eine Verkäuferin, Ihren Kollegen oder ähnliche - und wiederholen Sie die Wünsche.

Stellen Sie sich nun eine Person vor, mit der Sie einen Konflikt haben oder mit der Sie in einer schwierigen Beziehung stehen und segnen Sie sie auf die gleiche Weise.

Sie können anschließend in beliebiger Folge einzelne Personen, Wesen, Projekte, ganze Freundeskreise und Gruppen, Ihren Stadtteil, Dörfer oder Städte, Länder, Erdteile, Ozeane, den ganzen Planeten und das gesamte Universum auf diese Weise segnen.

Üben Sie, solange Sie wollen und solange sie wirklich mitfühlend bei der Sache sind. Die Praxis der Metta-Meditation entspannt und zentriert zugleich, stärkt die Achtsamkeit und das Mitgefühl sowie die Fähigkeit der liebenden Güte gegenüber sich selbst und anderen.

Berghaltung

Stellen Sie sich auf die Yoga-Matte. Die Füße sind hüftbreit platziert, die Arme hängen locker an den Seiten herab. Entspannen Sie die Schultern, dehnen Sie durch sanfte Kopfbewegungen den Nacken, entspannen Sie sich in den Kiefergelenken und Fingern.

Richten Sie nun Ihre Konzentration auf die Füße. Belasten Sie die Innen- sowie Außenkanten, Fersen und Fußballen gleichmäßig. Heben Sie die Zehen vom Boden ab, spreizen Sie sie weit auseinander und legen Sie sie mit größtmöglichem Abstand zueinander wieder ab. Vielleicht gelingt es Ihnen, das Fußgewölbe leicht anzuheben. Entspannen Sie beide Füße.

Strecken Sie die Beine und verlagern Sie das Rumpfgewicht gleichmäßig auf beide Füße. Die Oberschenkel leicht zueinander drehen, die Kniescheiben mittels der vorderen Oberschenkelmuskulatur leicht nach oben ziehen, das Becken sanft kippen, sodass sich das Schambein nach oben hebt und das Steißbein nach vorne zeigt. Die Mitte wird fest, der Beckenboden hebt sich, und die Wirbelsäule befindet sich in einer neutralen Position. Entlasten Sie eventuell den unteren Rücken und die Beine durch eine minimale Beuge der Knie.

Variation: Einen Klotz auf den Kopf legen, die Arme hängen lassen und langsam - achtsam einen Fuß vor den anderen setzend - durch den Raum schreiten. Dies ist der Weg der kleinen

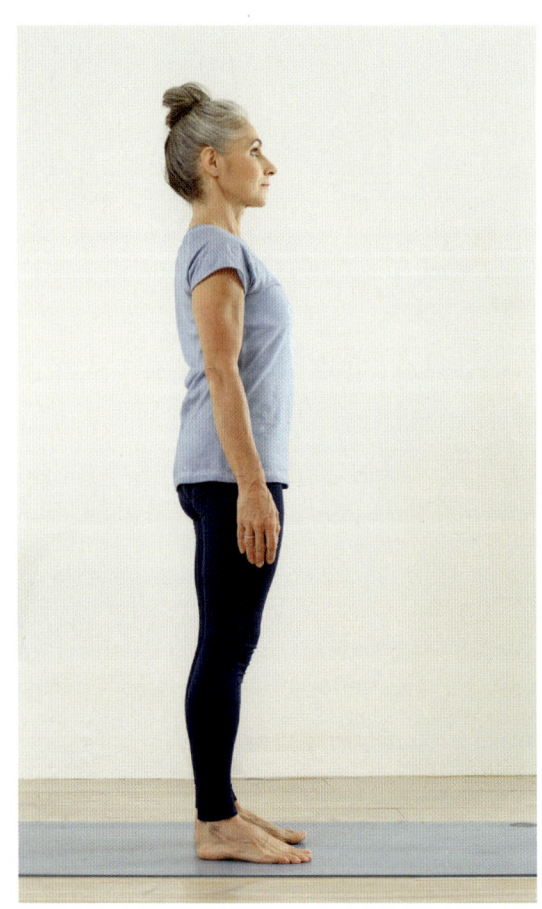

und behutsamen Schritte: eine Übung, die entschleunigt, in die Mitte, den unmittelbaren Moment und in die Balance bringt. Setzen Sie sich keinem Leistungsdruck oder Perfektionsstreben aus. Wenn der Klotz fällt, dann fällt er eben. Üben Sie sich in Gelassenheit.

Kleiner Baum

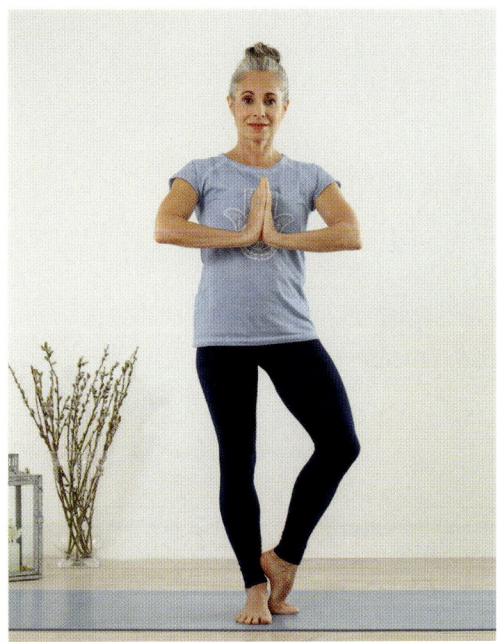

Aus der Berghaltung in den Einbeinstand auf dem rechten Fuß kommen, die Auflagepunkte auf Innen- und Außenkanten, Ballen und Ferse sind fest.

Heben Sie das linke Knie und bringen Sie nun die linke Ferse über den rechten Knöchel, um das Fußgelenk zu stabilisieren. Das linke Knie ist abgewinkelt. Heben Sie die Hände wie zum Gebet in Namasté-Haltung vor die Brust. Ihr Fokus liegt auf dem Standbein und dem gesamten rechten Fuß, die Mitte richtet sich kraftvoll ein, der Beckenboden ist dabei aktiv. Optional können Sie nun die Arme in der eingenommenen Haltung nach oben strecken. Die Übung für

5–10 gleichmäßige Atemzüge halten, dann die Seite wechseln.

Variation: Die Augen schließen und den instabilen Zustand ausbalancieren.

Zehenspitzenstand: Aus der Berghaltung heraus die Fersen heben und auf den Zehen balancieren, eventuell anfangs einen Klotz unter die Fersen legen.

Variation: Die Augen schließen und/oder die Arme heben. Das Wackeln stärkt die Muskulatur der Sprunggelenke.

Liegestütze
an der Wand

Stellen Sie sich eine Schrittlänge entfernt von einer Wand auf und platzieren Sie die Hände schulterbreit an der Wand, die Fingerspitzen sollten sich etwa auf Brusthöhe befinden. Die Ellbogen liegen eng an Ihren Flanken, während Sie nun den Körper zur Wand beugen. Die Mitte bleibt dabei fest, während der Rücken eine gerade Linie bildet. In der Liegestütz-Variation bilden die Unter- und Oberarme einen rechten Winkel (eventuell die Hände etwas tiefer platzieren). Die Übung kräftigt Trizeps, Bizeps, Schultern und Brustmuskulatur. 5–10 Mal beugen und strecken.

Variation: Die Liegestütze 5–10 Mal pro Seite nur mit einem Arm üben, die Schultern dabei gerade halten.

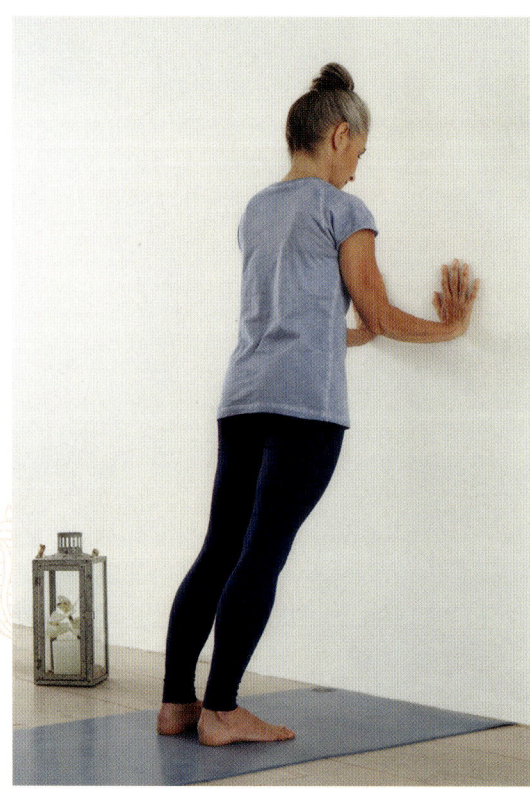

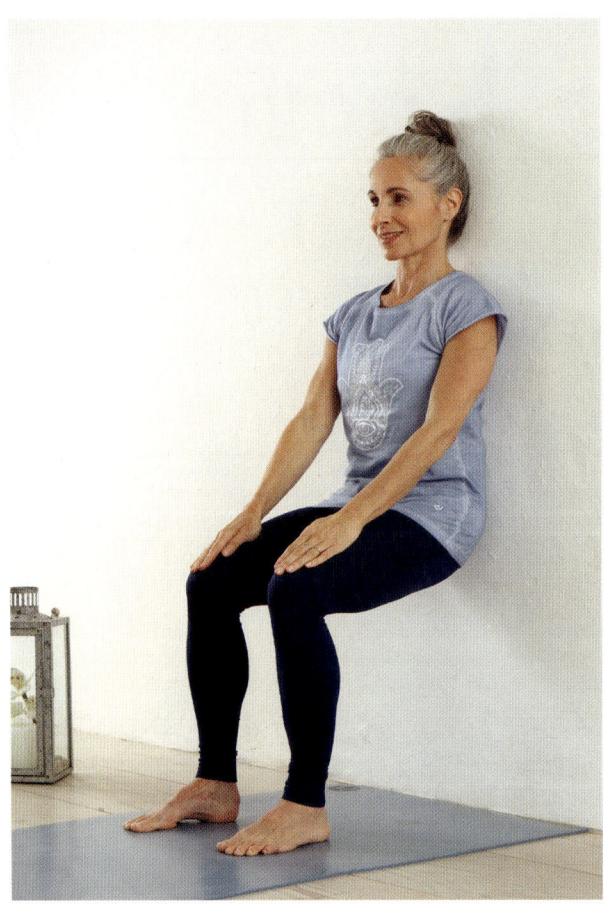

Stuhlhaltung

Kommen Sie mit dem Rücken an eine Wand angelehnt auf einem imaginären Stuhl zum »Sitzen«. Senken Sie das Gesäß knietief ab und bringen Sie dabei die Knie über die Knöchel. Den unteren Rücken drücken Sie in die Wand – die Mitte wird fest, der Beckenboden aktiv, die Oberschenkelmuskulatur arbeitet.

Die Fußsohlen bleiben am Boden. Legen Sie die Hände auf den Knien ab. Alternativ: Strecken Sie nun die Arme schulterbreit nach vorn, als wenn Sie einen schweren Ball halten würden. Führen Sie die Übung 5-10 Atemzüge lang aus.
Variation: Bei der Übung abwechselnd die Fersen heben.

Krieger I
auf dem Stuhl

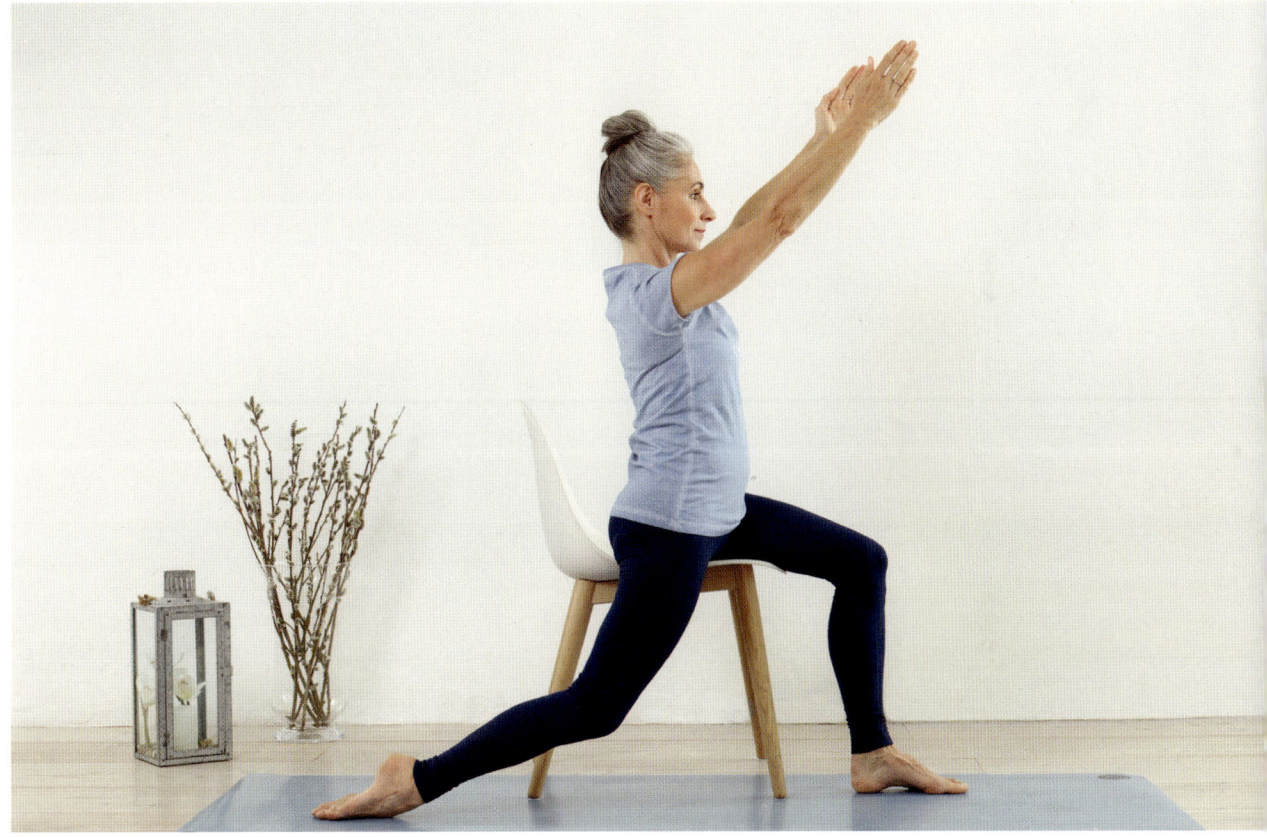

Setzen Sie sich mit der linken Gesäßhälfte auf einen Stuhl und positionieren Sie den linken Fuß bei gebeugtem Bein vorne. Das rechte Bein wird nach hinten ausgestreckt, dabei den Fußrücken aufsetzen. Der Rumpf bleibt aufrecht, der Kopf gerade. Nun heben Sie die ausgestreckten Arme etwa auf Ohrenhöhe, die Handflächen zeigen zueinander und die Schultern bleiben unten. Führen Sie die Armhebung 5-10 Atemzüge lang aus.

Boot

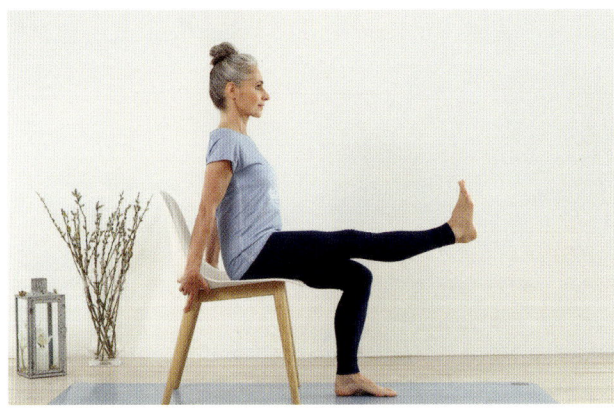

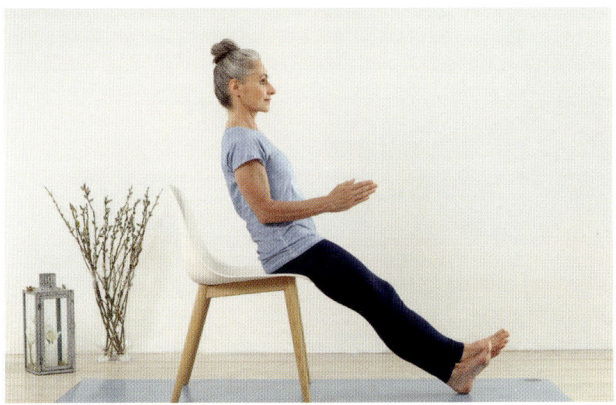

Setzen Sie sich auf einen Stuhl und greifen Sie mit beiden Händen nach hinten, fassen Sie die Rückenlehne. Beide Füße stehen fest auf dem Boden. Dann heben und strecken Sie ein Bein und flexen dabei den Fuß (die Zehen anziehen, die Ferse wegschieben). Halten Sie den Oberkörper mithilfe der Arme gerade. Führen Sie die Übung mit dem anderen Bein aus. Wiederholen Sie die Beinhebung 5-10 Atemzüge lang.

Alternative: Platzieren Sie das Gesäß etwas weiter auf der Vorderkante des Stuhls und halten die Arme seitlich eng angewinkelt am Körper, als hielten Sie ein Päckchen vor sich. Strecken Sie die Beine schräg von sich weg. Heben Sie nun bei aufrechtem Rumpf beide Beine gleichzeitig und halten Sie sie 5-10 Atemzüge lang. Alternativ kreuzen Sie beim Anheben ein Bein über das andere, dann wechseln.

Grätschsitz
in Vorbeuge

Setzen Sie sich auf einen Stuhl und grätschen Sie die Beine so weit wie möglich. Legen Sie die Hände auf die Knie und kommen Sie mit gestrecktem Rumpf und langem Rücken nach vorne. Verweilen Sie für 10–20 Atemzüge in dieser Position.

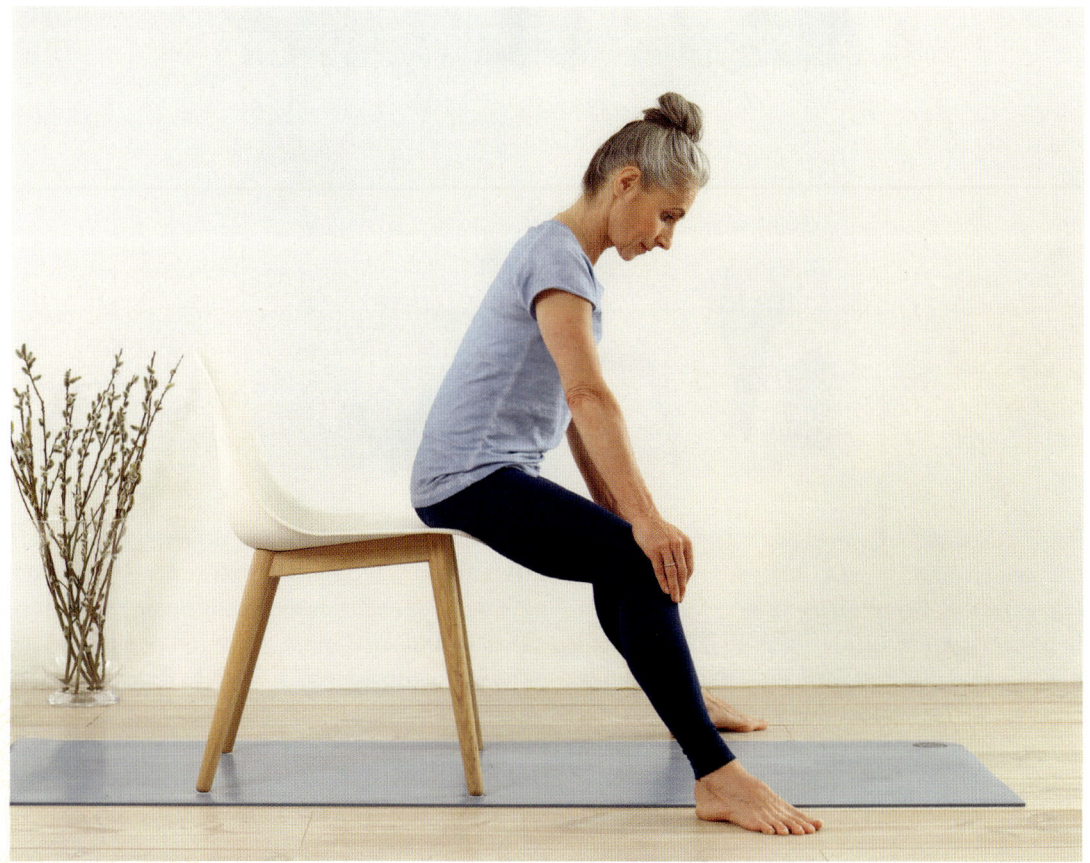

Drehsitz
auf dem Stuhl

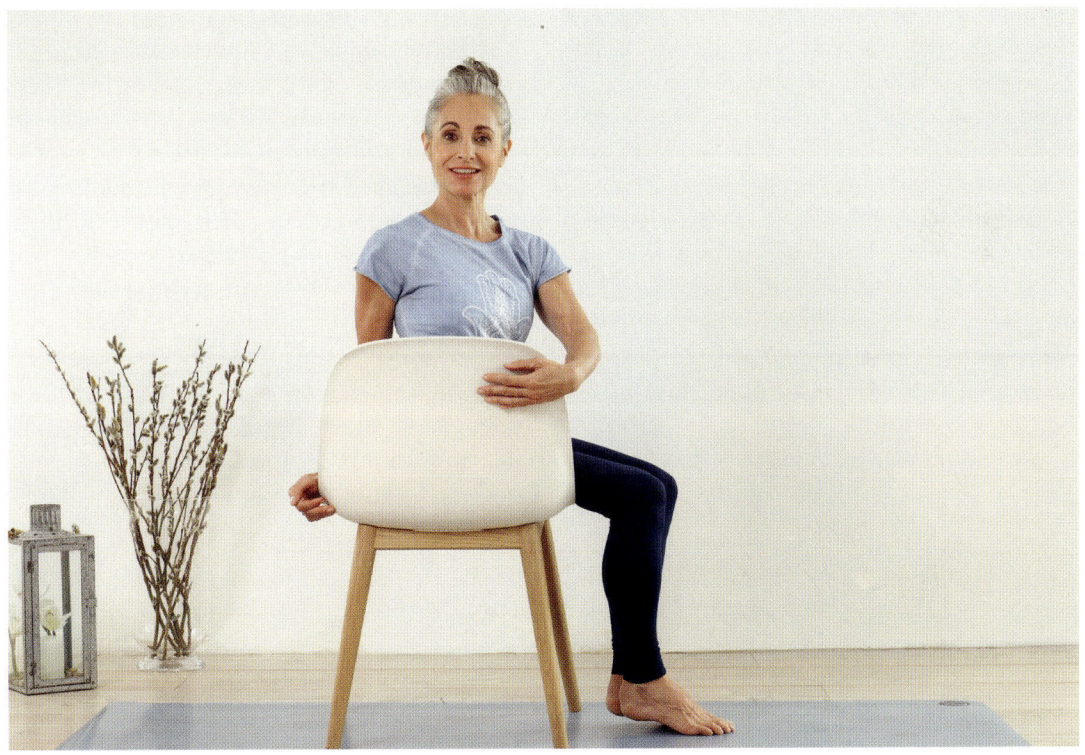

Seitlich auf einem Stuhl Platz nehmen, der rechte Oberschenkel ist in Kontakt mit der Stuhllehne. Die rechte Hand an die hintere Kante der Stuhllehne führen, die linke Hand fasst an die vordere Kante der Stuhllehne. Einatmend von den Sitzhöckern bis zur Scheitelkrone Länge schaffen und ausatmend den Oberkörper nach rechts – zur Lehne – drehen. Der Kopf bleibt in Verlängerung der Wirbelsäule gerade. 5 Atemzüge lang einatmend Länge schaffen, ausatmend die Drehung vertiefen. Dann über die Mitte kommend die Seite wechseln und die Übung wiederholen. Die Übung massiert die Bauchorgane und Rückenmuskulatur, hält die Wirbelsäule flexibel.

Heuschrecke
klassisch & diagonal

Für die klassische Heuschrecke kommen Sie auf einer Yoga-Matte mit einem eng gerollten Handtuch unter dem Rippenbogen in Bauchlage. Die Arme liegen längs eng neben dem Rumpf, entweder drücken Sie die Handflächen oder -rücken in den Boden. Gleichzeitig heben Sie Kopf, Brustwirbelsäule und die bis in die Zehenspitzen gestreckten Beine hüftbreit oder zusammengehalten an. Atmen Sie gleichmäßig ein und aus. Bringen Sie anschließend die Arme nach vorne und legen Sie den Kopf darauf ab. Entspannen Sie anschließend die rückseitige Muskulatur.

Für die diagonale Heuschrecke bleiben Sie danach in der Bauchlage. Den rechten Unterarm legen Sie unter die Stirn, den linken Arm strecken Sie nach vorn. Die Handflächen liegen flach auf dem Boden. Einatmend pressen Sie beide Fußrücken fest in den Boden und strecken die Beine. Dann heben Sie gleichzeitig das rechte Bein sowie den linken Arm mit nach oben gestrecktem Daumen sowie den Kopf – der Blick geht zum Daumen, der Nacken bleibt lang und entspannt. Ausatmend legen Sie alles wieder ab.

Führen Sie die Übung 5 Mal durch und wechseln Sie dann die Seite. Kommen Sie zurück auf die Matte, legen Sie die Arme vor dem Körper und den Kopf darauf ab. Entspannen Sie anschließend die rückseitige Muskulatur.

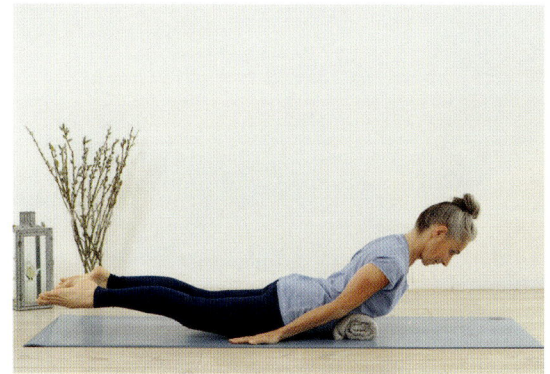
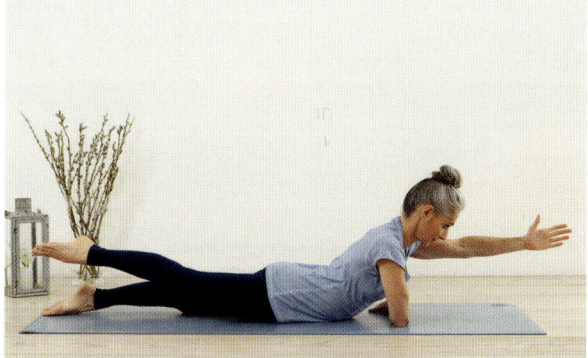

Radfahren im Liegen
& diagonale Crunches

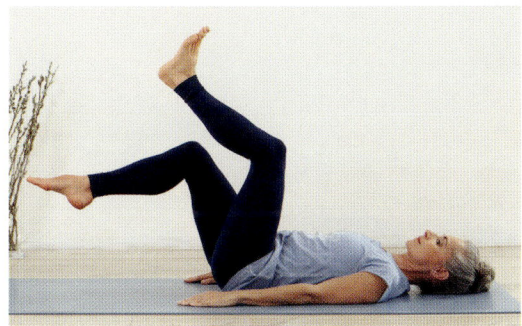

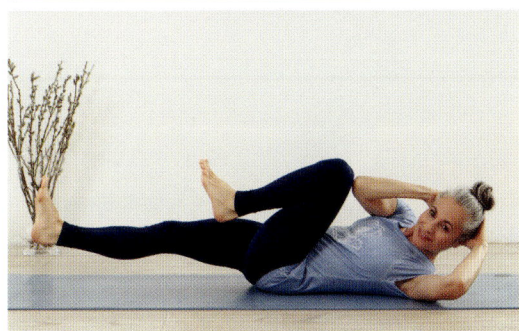

Kommen Sie auf einer Yoga-Matte in Rückenlage. Verschränken Sie die Hände hinter dem Kopf – die Schultern sind dabei von den Ohren weggezogen. Stellen Sie die Beine etwa hüftbreit auf. Heben Sie die angewinkelten Beine an, sodass Ober- und Unterschenkel einen rechten Winkel bilden.

Fahren Sie 5–10 Atemzüge lang in der Luft Rad. Bleiben Sie anschließend in der Rückenlage. Verschränken Sie die Hände unter dem Kopf – die Schultern sind dabei von den Ohren weggezogen. Stellen Sie die Beine etwa hüftbreit auf. Atmen Sie einige Male tief in den Bauch ein und aus, spannen Sie dann die Bauchmuskeln an. Heben Sie den Oberkörper an und bringen Sie die Hände hinter den Kopf, dann überkreuz das linke Knie zum rechten Ellbogen und anschließend das rechte Knie zum linken Ellbogen, während das jeweils andere Bein ausgestreckt wird (»Radfahren im Liegen«). Führen Sie diese Übungen in 5–10 Wiederholungen aus.

Tiefenentspannung

Kommen Sie auf einer Yoga-Matte in Rückenlage. Strecken Sie die Beine aus und legen Sie die Hände auf Ihrem Bauch ab. Zuvor positionieren Sie ein Kissen oder eine gefaltete Decke unter dem Kopf und eventuell ein gerolltes Handtuch unter den Knien. Breiten Sie eine Decke über sich aus, damit Sie nicht auskühlen. Stellen Sie einen Timer auf 10 Minuten. Schließen Sie die Augen und lenken Sie die Beobachtung auf den Atem oder das Heben und Senken des Brustbeins. Wenn es Ihnen schwerfällt, zur Ruhe zu kommen, üben Sie den Body Scan (s. S. 32/33).

Wirkung der Übungssequenz:
▶ Kraft aufbauen und spielerisch in Balance kommen.
▶ Muskeln (re-)aktivieren, sanftes Dehnen.
▶ Im Wohlfühlbereich üben.
▶ Den Körper spüren und Grenzen wahrnehmen.
▶ Struktur in den Tag bringen.

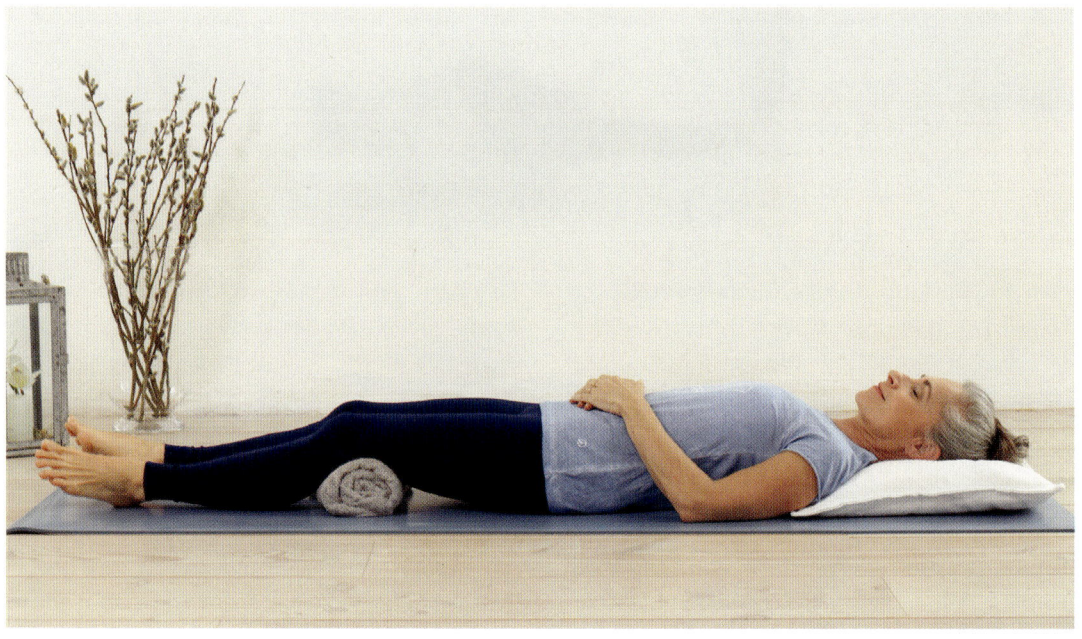

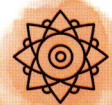

Sanddorn-Ursaft

Sanddornbeeren sind reich an wertvollen Vitaminen wie Vitamin A und Vitamin C sowie Antioxidantien wie Beta-Carotin und Flavonoide. Insbesondere in Zeiten erhöhter körperlicher und mentaler Anforderungen stärkt der Saft das Immunsystem und nährt den Organismus – verdünnt in Wasser und Tee oder zu Quark, Joghurt und Müsli.

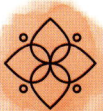

Honigwein mit Salbei und Zitrone

Für den Honigwein 500 ml Wasser zum Kochen bringen und 30 g frische Salbeiblätter damit übergießen. Etwa 10 Minuten ziehen lassen, dann abseihen und 125 g Honig sowie Zitronensaft nach Belieben hinzufügen.

> »Konzentriere nicht all
> deine ganze Kraft
> auf das Bekämpfen des
> Alten, sondern darauf,
> das Neue zu formen.«
>
> SOKRATES

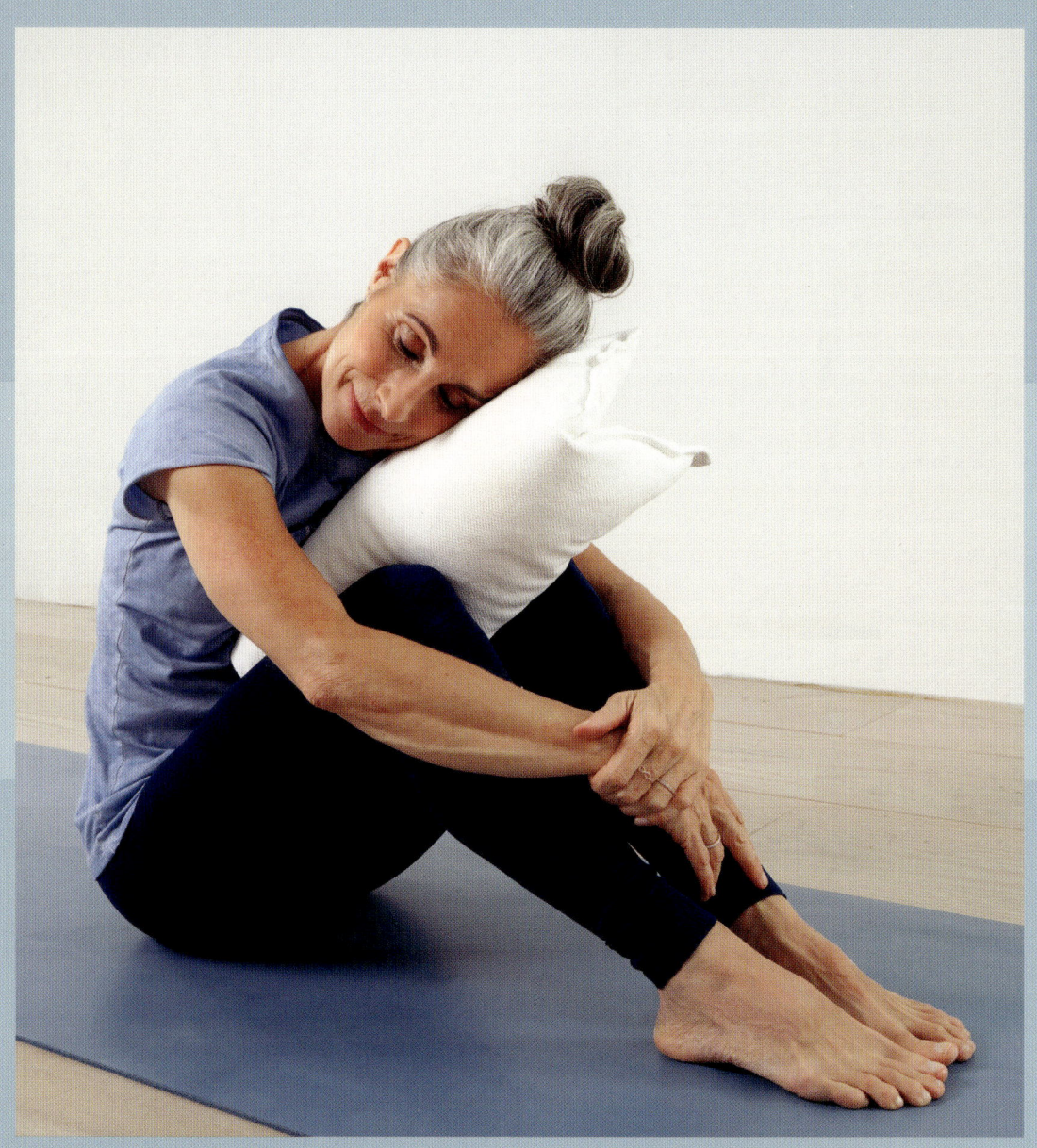

Regenerierend & schlaffördernd

Ein erholsamer Schlaf ist wichtig, um sich fit und vital zu fühlen. Dies gelingt am besten,
wenn Sie entspannt in die Tiefschlafphase gleiten können - praktizieren Sie die folgenden Übungen
und vermeiden Sie jeden Ärger oder Aufregung vorm Zubettgehen.

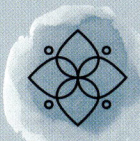

Ganz schön ausgeschlafen

Obwohl sie abends müde und erschöpft sind, finden Sie keinen tiefen Schlaf oder wachen mitten in der Nacht auf. Gedankenschleifen, Hitzewellen, Herzklopfen, Ängste oder Sorgen halten Sie wach. Sie sehnen sich danach, wieder einen natürlichen Rhythmus zu finden, um am Tag ausgeglichen, leistungsfähig und belastbar zu sein und sich nachts durch einen ungestörten Schlaf zu regenerieren. Die folgende Übungseinheit ist tiefenentspannend und schlaffördernd. Lüften Sie zuvor den Raum und sorgen Sie für angenehmes Licht. Arrangieren Sie alles so in Ihrem Schlafraum, damit Sie gleich nach Ihrer Übung ins Bett gehen können. Tragen Sie bequeme Sachen, vielleicht auch wärmende Socken. Lassen Sie entspannende Musik spielen. Platzieren Sie alles wie in der Übungsreihe »Entspannend« und

geben Sie sich der schlaffördernden Yoga-Praxis hin. Während der Tiefschlafphase kann der Körper sich entspannen, der Pegel des Stresshormons Cortisol ist niedrig, die Muskelspannung verringert sich. Die Körpertemperatur und der Blutdruck sinken, der Kreislauf verlangsamt und der Stoffwechsel reguliert sich. Nun schüttet der Körper regenerierende Wachstumshormone aus, die Zellschäden werden repariert und das Immunsystem wird aktiviert. Zudem werden während des Tiefschlafs Eindrücke verarbeitet. Optimal ist es, den »Engelszug« vor 23 Uhr zu erwischen, der ausreichend Schlaf gewährt: Mit sieben Stunden liegen Sie im guten Mittel. Pflegen Sie Ihre Abendrituale. Praktizieren Sie Entspannungstechniken wie den Body Scan oder die Mondatmung.

Atemübung
Wechselatmung

Kommen Sie auf einer Yoga-Matte, auf einem Meditationskissen oder einer gefalteten Decke, alternativ auf einem Stuhl, in einen bequemen Sitz. Die Wirbelsäule sollte stabil und aufgerichtet sein. Schließen Sie die Augen und atmen Sie ein paarmal entspannt durch die Nase ein und aus. Verschließen Sie das rechte Nasenloch und atmen Sie durch das linke Nasenloch ein, halten Sie den Atem kurz an. Verschließen Sie nun das linke Nasenloch und atmen Sie durch das rechte

Nasenloch aus, den Atem kurz anhalten. Dann durch das rechte Nasenloch wieder einatmen, den Atem kurz stehen lassen, rechts verschließen und links ausatmen. Dies entspricht einer Runde, jede Runde endet mit der Ausatmung auf dem linken Nasenloch. Atmen Sie mit einiger Übung in gleichmäßigem Rhythmus auf je 4 Takte ein und aus. Führen Sie die Wechselatmung etwa 5–10 Runden durch. Die letzte Ausatmung erfolgt auf dem linken Nasenloch (s. S. 24).

Mantra
Affirmation

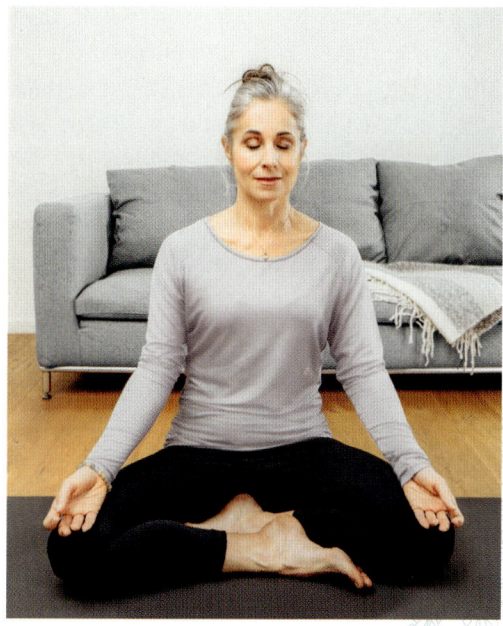

Beginnen Sie die Yoga-Praxis, indem Sie in sich gehen und Ihre innere Haltung erspüren. Finden Sie eine Unsicherheit oder gar negative Grundhaltung, verkehren Sie sie ins positive Gegenteil. Sprechen Sie nun diesen Gedanken, diese Affirmation oder Intention 3 Mal für sich aus, zum Beispiel »Ich ruhe in mir«, »Ich bin den Anforderungen des Lebens gewachsen«, »Ich bin zufrieden« oder Ähnliches. Bleiben Sie bei diesem Mantra oder erforschen Sie jedes Mal aufs Neue Ihre Intention. Spüren Sie in sich hinein: Wie würde sich das anfühlen, wenn Sie ruhig, stark und zufrieden wären? Was müssten Sie

loslassen, um den erwünschten Zustand zu realisieren? Wie würden Sie als ruhiger, starker und zufriedener Mensch aussehen? Wie würde sich dies auf Ihre Umwelt und sogar den Weltfrieden auswirken? Der Kopf muss zur Ruhe kommen, damit sich das Bauchgefühl meldet und sich die Wahrhaftigkeit der jeweiligen Intention mitteilt: unsere echten Bedürfnisse, die keine Hirngespinste oder Konstrukte des Verstandes sind. Erforschen Sie sich in der Tiefe. Hinter jedem Wunsch stecken Grund-, Sicherheits- und Sozialbedürfnisse, wie z.B. Anerkennung, Wertschätzung und Selbstverwirklichung.

Mudra
Trostpflaster

Legen Sie die linke Hand aufs Herz, die rechte Hand auf den Bauch und gehen Sie in Verbindung mit sich selbst. Geben Sie sich über diese Geste Halt, berühren Sie sich, spenden Sie sich Wärme und Trost. Sparen Sie nicht mit beruhigenden Gesten, aufrichtendem Zuspruch und heilender Selbstberührung, wenn Sie es dringend brauchen. Seien Sie sich selbst die fürsorgliche Mutter, die Sie sich immer gewünscht haben. Fangen Sie heute damit an: Jetzt ist die beste Zeit, sich liebevoll zu unterstützen und selbst zu halten.

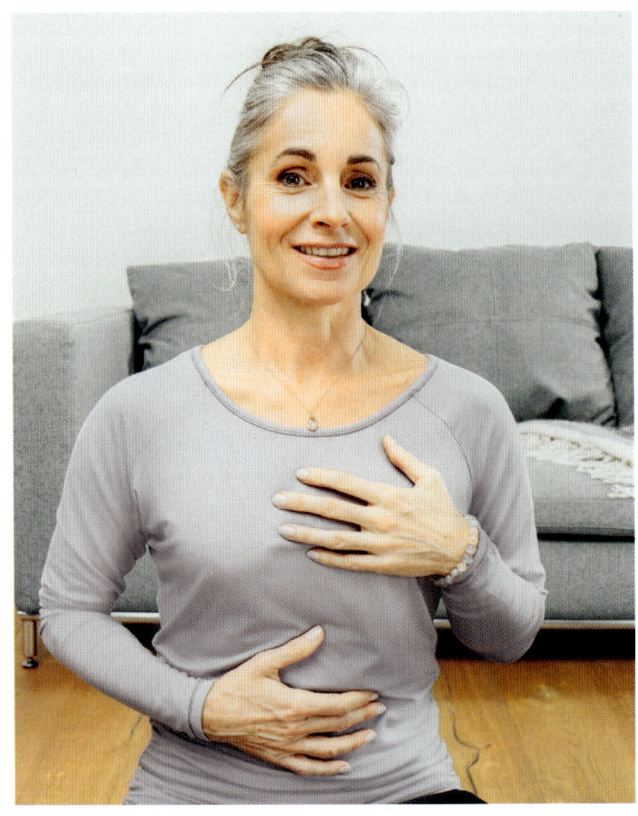

Meditation
Inneres Kind

Die Heilarbeit mit dem inneren Kind ist ein psychotherapeutischer Ansatz, der darauf abzielt, destruktive Glaubenssätze und untaugliche Wertvorstellungen zu erkennen und loszulassen.

▸ Kommen Sie auf einer Yoga-Decke, auf einem Meditationskissen oder auf einer gefalteten Decke, alternativ auf einem Stuhl, in einen bequemen Sitz. Achten Sie darauf, dass Ihre Wirbelsäule stabil und aufgerichtet ist, die Sitzhöcker bilden ein solides Fundament. Entspannen Sie Ihren Nacken durch sanfte Kopfbewegungen. Atmen Sie ein paarmal tief durch die Nase ein und durch den Mund aus, anschließend atmen Sie ohne Anstrengung ausschließlich durch die Nase ein und aus.

▸ Nun stellen Sie sich vor, dass neben Ihnen ein Kind Platz nimmt, möglicherweise ein Mädchen. Vielleicht hat es Ähnlichkeit mit Ihnen. Betrachten Sie einen Moment lang, wie es neben Ihnen sitzt. Dieses Kind sind Sie selbst in einem Alter, das Ihr Unterbewusstsein passend ausgewählt hat.

▸ Lassen Sie das Kind einfach eine Weile neben sich sitzen, dabei blicken Sie beide in die gleiche Richtung, schauen sich nicht an, genießen einfach das Beisammensein.

▸ Legen Sie einen Arm liebevoll um das Kind und gehen Sie in Kontakt mit ihm.

▸ Versuchen Sie zu erspüren, was das Kind

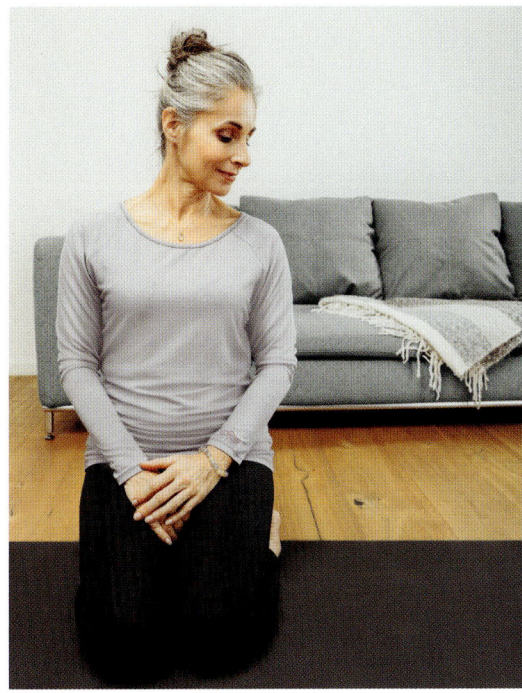

braucht: Schutz, Anerkennung, Geborgenheit, Wärme, Liebe ... Nehmen Sie das Kind in Ihre Arme und wiegen Sie es in einen tiefen und heilsamen Schlaf.

▸ Wecken Sie das Kind sanft auf, lächeln Sie ihm liebevoll und aufmunternd zu und verabschieden Sie sich von ihm. Kommen Sie ins Hier und Jetzt zurück.

Liegende Seitbeuge

Kommen Sie auf einer Yoga-Matte in Rückenlage. Strecken Sie die Arme nach hinten, die Füße befinden sich auf den Mattenrändern. Heben Sie das linke Bein an und legen Sie die Ferse des linken Fußes auf dem rechten Fußknöchel ab. Beugen Sie den linken Arm über den Kopf. Die rechte Hand umfasst das linke Handgelenk und zieht den Oberkörper sanft in die Seitbeuge – Ihr Körper kommt so in eine »bananenförmige« Haltung. Der Kopf ruht entspannt, während Sie sanft und behutsam 1–3 Minuten so in der Haltung bleiben.

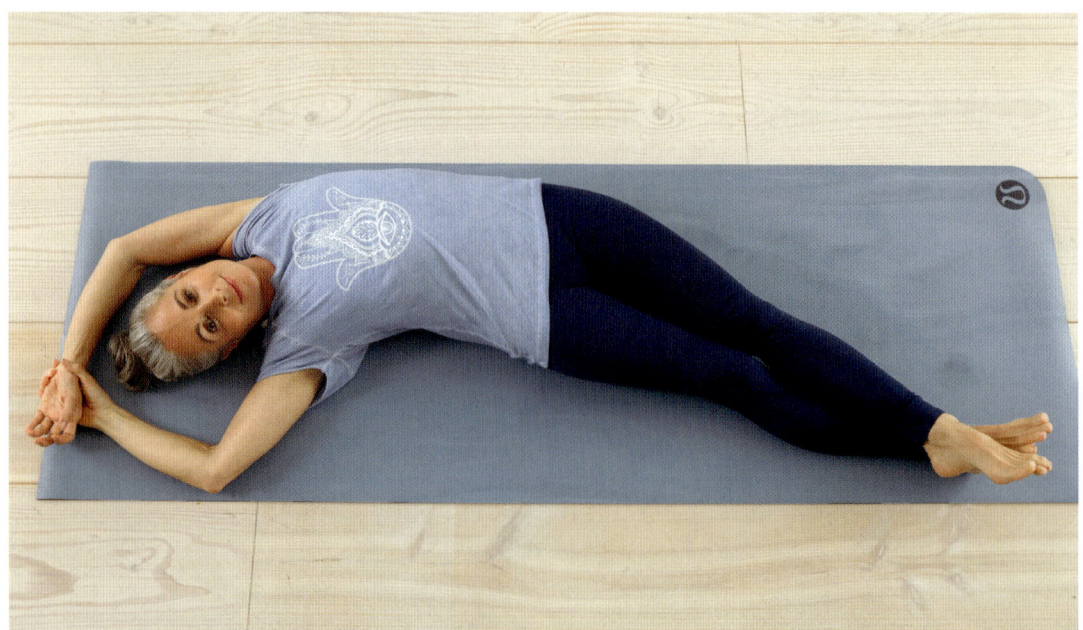

Kleinkind

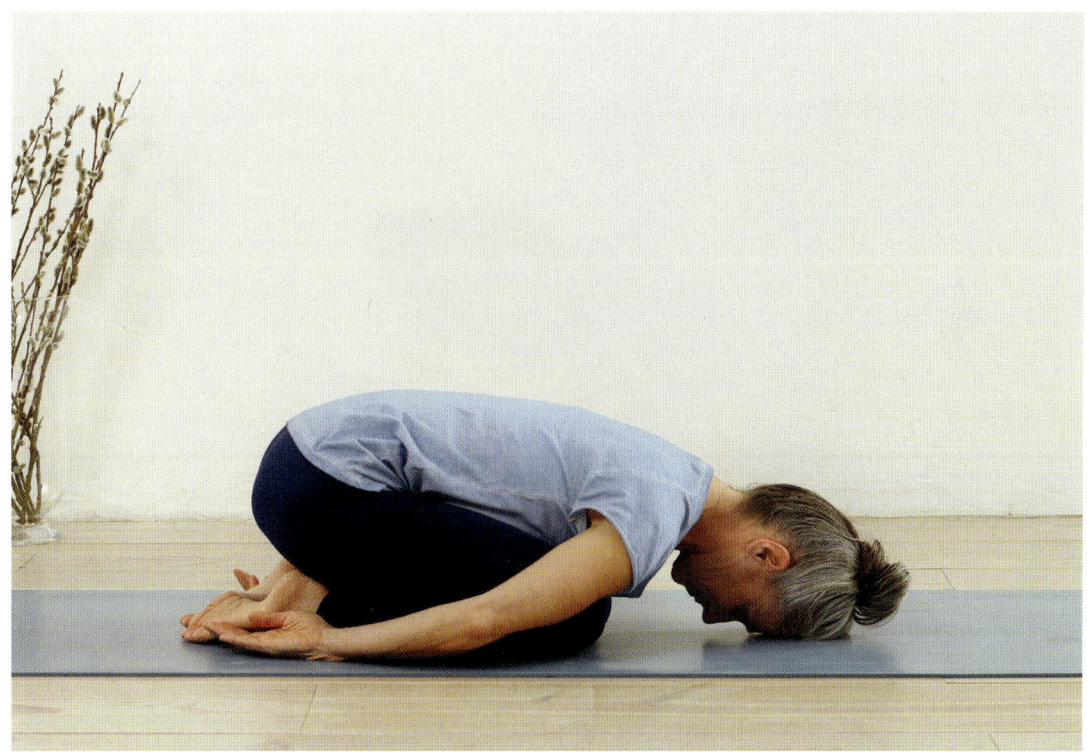

Knien Sie sich auf eine Yoga-Matte. Die Knie sind dabei hüftbreit positioniert, und die Zehen berühren sich. Legen Sie die Stirn auf den Boden und die Arme seitlich neben den Körper – eventuell legen Sie einen Klotz oder ein Kissen unter die Stirn. Ziehen Sie sich in Ihr Inneres zurück, atmen Sie hier Wärme ein und aus, wie ein Generator, der sich selbst speist. Bringen Sie Ihre Sinne nun vom unsteten Außen nach innen. Werden Sie ganz still. Geben Sie sich für 1–3 Minuten ganz in die Geborgenheit dieser geschlossenen Haltung hinein.

Sitzender
Schmetterling

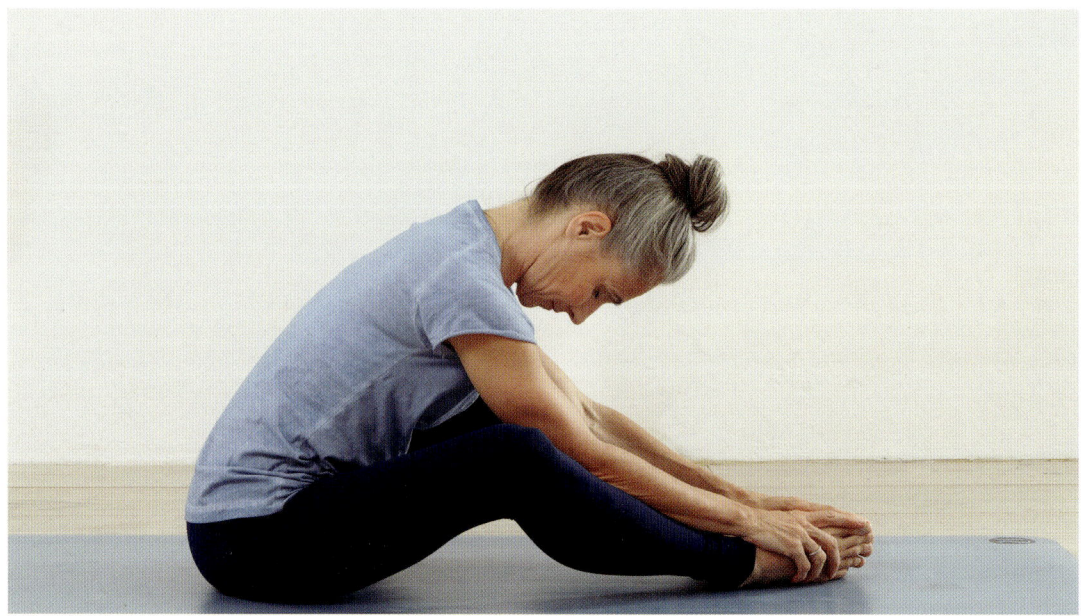

Kommen Sie auf einer Yoga-Matte in einen bequemen Sitz. Bringen Sie die Fußsohlen zusammen und schieben Sie die Füße weit weg vom
Schritt, sodass Ihre Beine eine Raute bilden.
Beugen Sie sich sanft vor – wenn der Rücken es
erlaubt, mit gerundetem Rücken, ansonsten eher
aufrecht sitzend beziehungsweise mit Hilfsmit-
teln wie Kissen vor dem Bauch oder Klötzen, um
den Kopf abzustützen. Die Hände werden locker
auf den Oberschenkeln abgelegt oder die Arme
nach vorne ausgestreckt. In dieser Haltung verharren Sie etwa 3 Minuten.

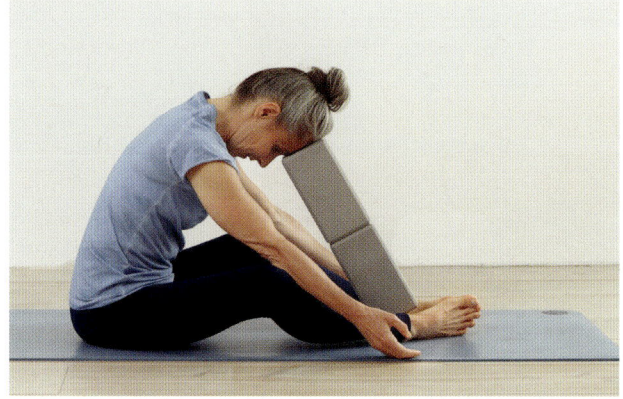

Sitzender
Scheibenwischer

Kommen Sie auf einer Yoga-Matte in einen bequemen Sitz. Stellen Sie die Füße mattenbreit auf und stützen Sie sich mit den Händen hinter dem Körper ab. Lassen Sie abwechselnd beide Knie gleichzeitig nach links, dann nach rechts fallen. Die Schultern sowie der Kopf machen die Bewegung in die Gegenrichtung mit. Führen Sie die Übung entspannt 3–5 Mal durch.

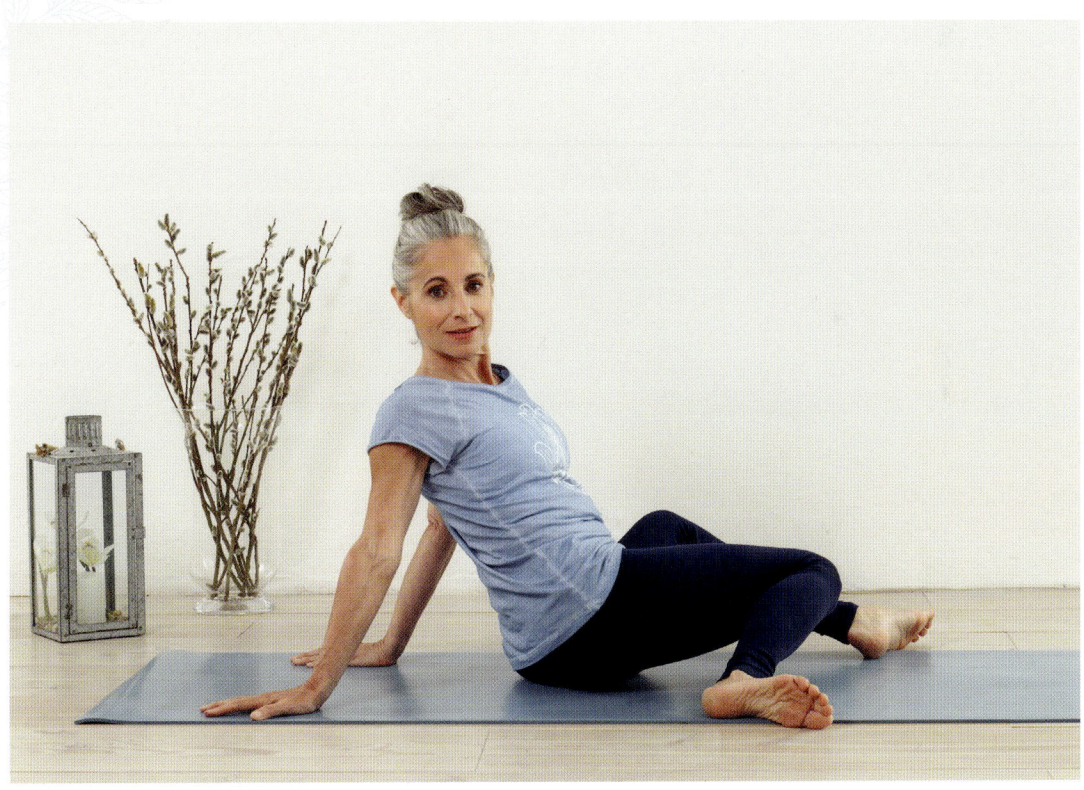

Raupe

Kommen Sie auf einer Yoga-Matte in einen bequemen Sitz. Strecken Sie die geschlossenen Beine aus und suchen Sie langsam den Weg in die Vorbeuge, sodass sich der Rücken leicht krümmt. Die Übung bei Beschwerden im unteren Rücken eher in einer aufgerichteten Sitzposition, eventuell mit einem Kissen vor dem Bauch und/oder einer gerollten Decke beziehungsweise einem Klotz unter den Knien, ausführen und 3 Minuten in der Haltung verharren.

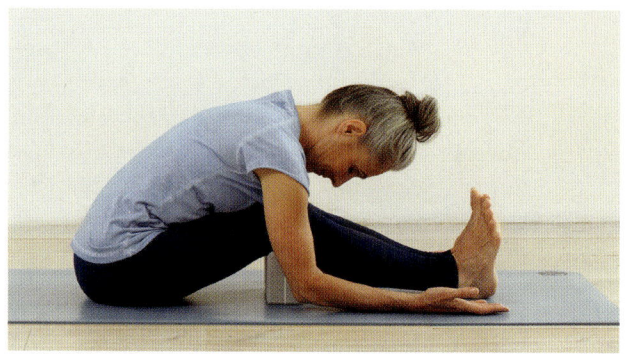

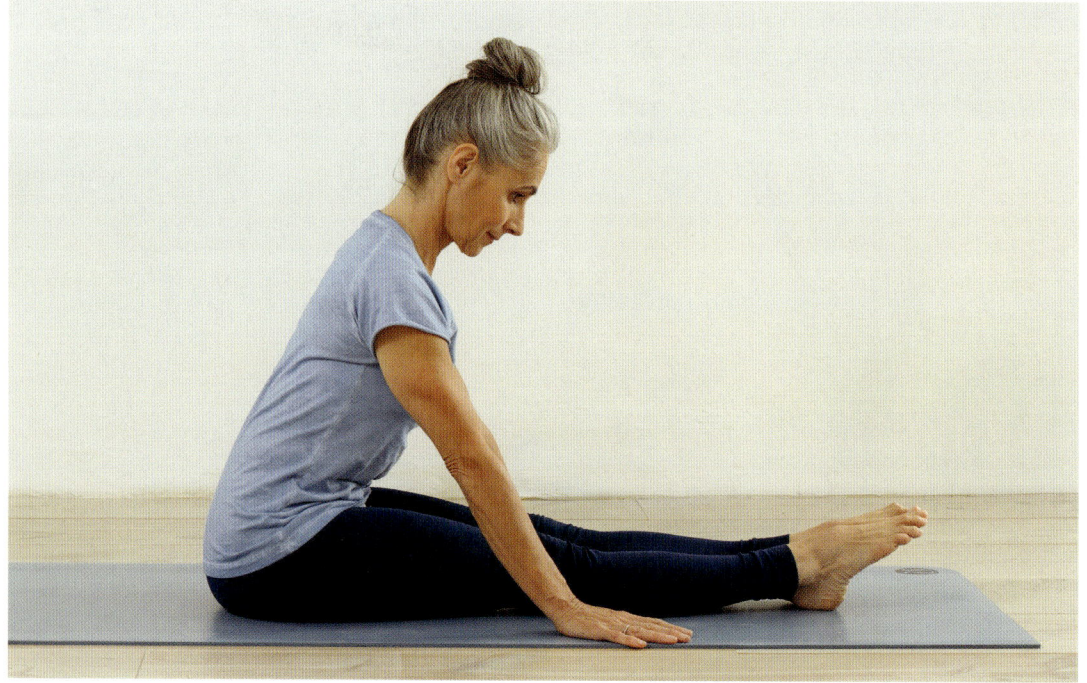

Dynamischer
Scheibenwischer

Kommen Sie auf einer Yoga-Matte in Rückenlage. Stellen Sie die Füße mattenbreit auf, die
Arme liegen locker etwa auf Schulterhöhe seitlich ausgebreitet neben dem Körper. Lassen Sie
abwechselnd beide Beine gleichzeitig nach links,
dann nach rechts fallen. Die Schultern sowie der
Kopf machen die Bewegung in die Gegenrichtung
mit. Führen Sie die Übung 3–5 Mal durch.

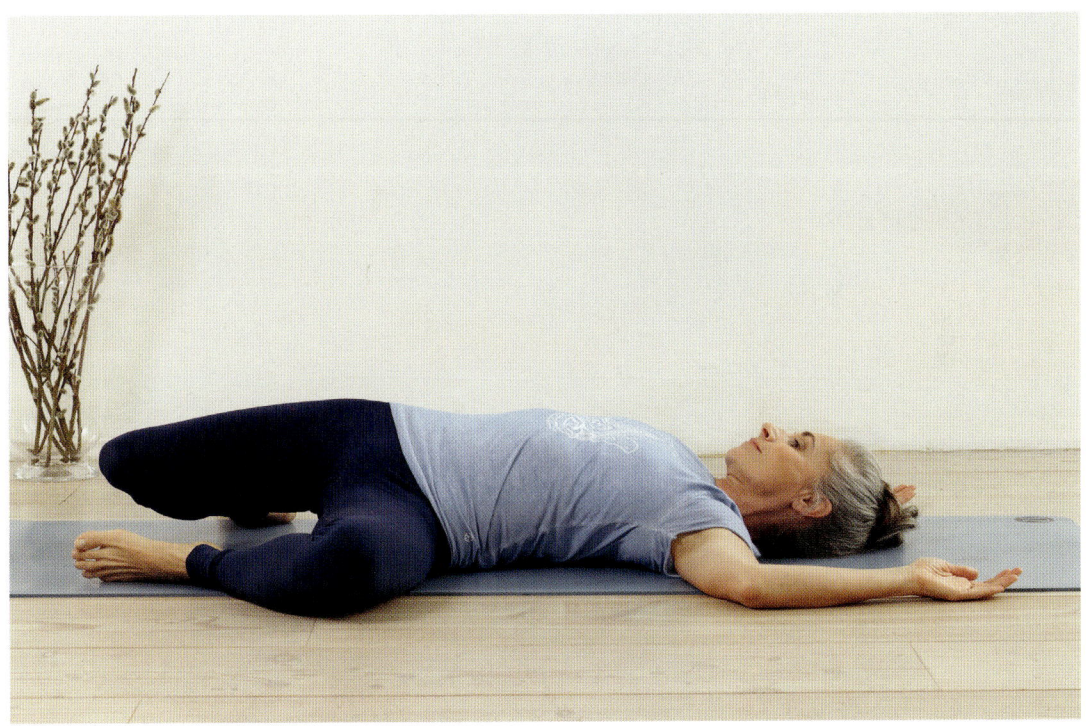

Sitzende Libelle

Kommen Sie auf einer Yoga-Matte oder auf einer gefalteten Decke bzw. einem Kissen in einen bequemen Sitz. Grätschen Sie die ausgestreckten Beine und suchen Sie langsam den Weg in die Vorbeuge, sodass sich der Rücken krümmt. Die Übung 3–5 Minuten halten, bei Beschwerden im unteren Rücken eher in einer aufgerichteten Sitzposition bleiben, eventuell mit einem Kissen vor dem Bauch und/oder gerollten Handtüchern beziehungsweise einem Klotz: Variieren Sie.

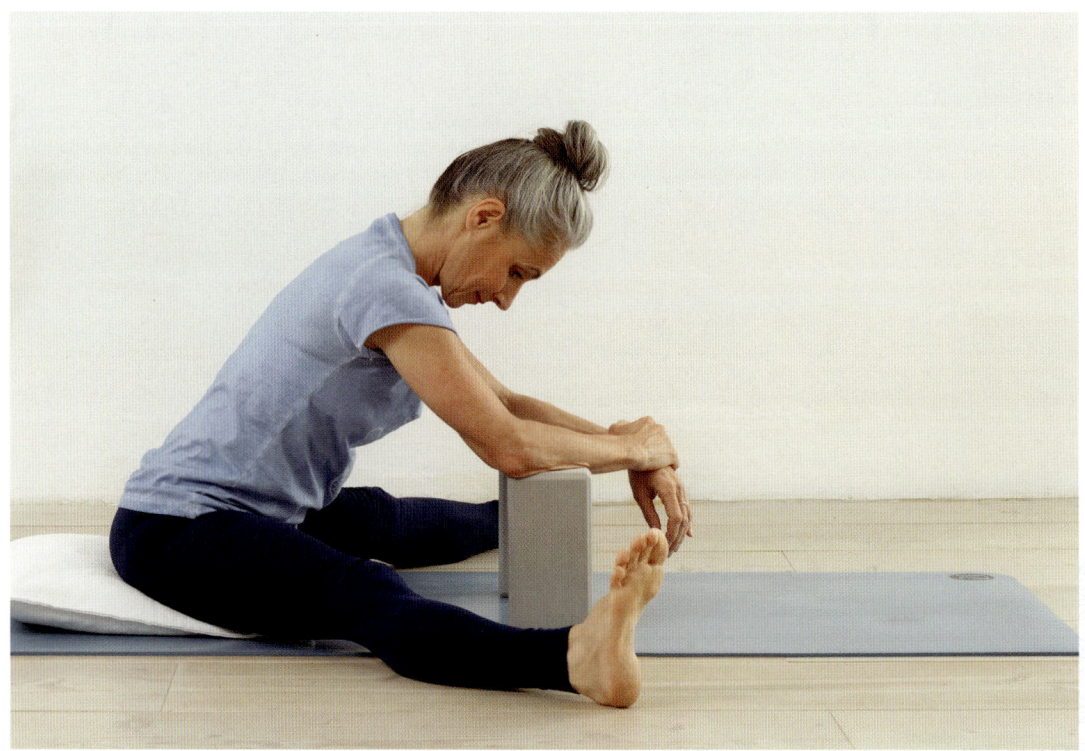

Happy Baby

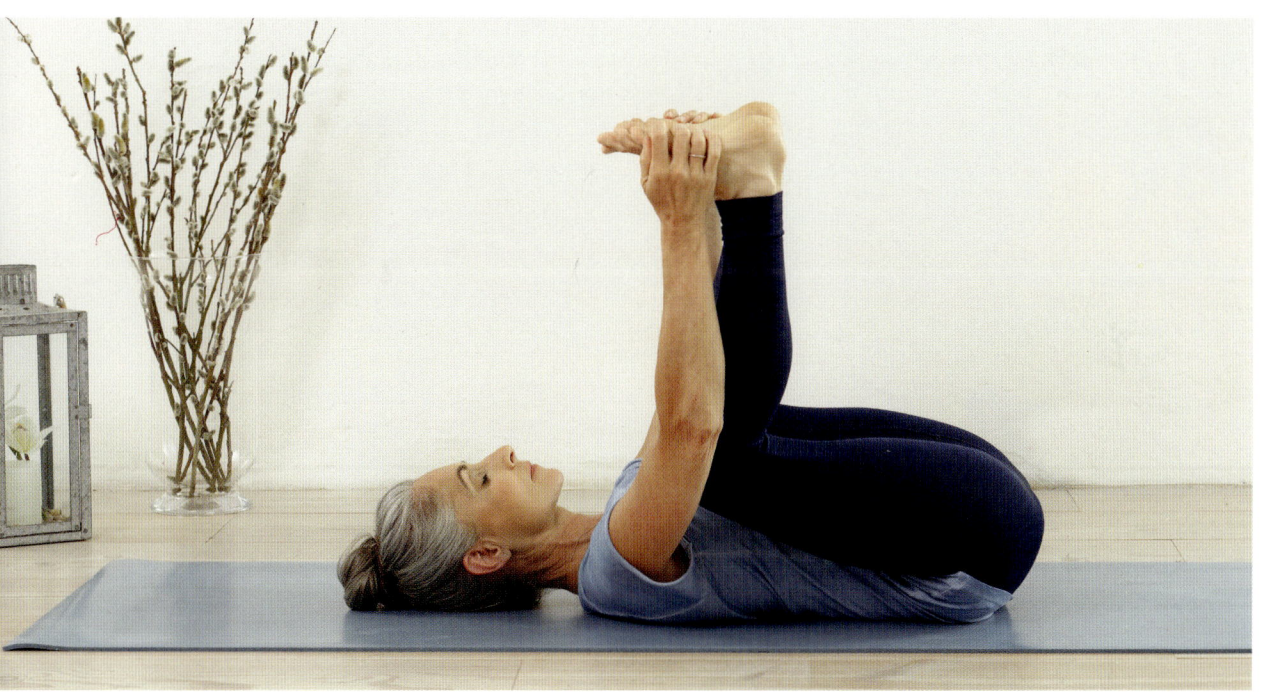

Kommen Sie auf einer Yoga-Matte in Rückenlage. Heben Sie die Beine, ziehen Sie die Knie an den Körper heran. Bringen Sie die Knie weit auseinander und greifen Sie die Außenkanten Ihrer Füße, alternativ legen Sie die Unterarme an die Kniekehlen und greifen die Ellbogen. Ziehen Sie die Füße sanft Richtung Körper und die Knie Richtung Achselhöhlen, damit die Oberschenkel eng an den Flanken/Seiten anliegen und die Lendenwirbelsäule gut geerdet ist. Wiederholen Sie die Übung 5–10 Atemzüge lang.

Träumender
Schmetterling

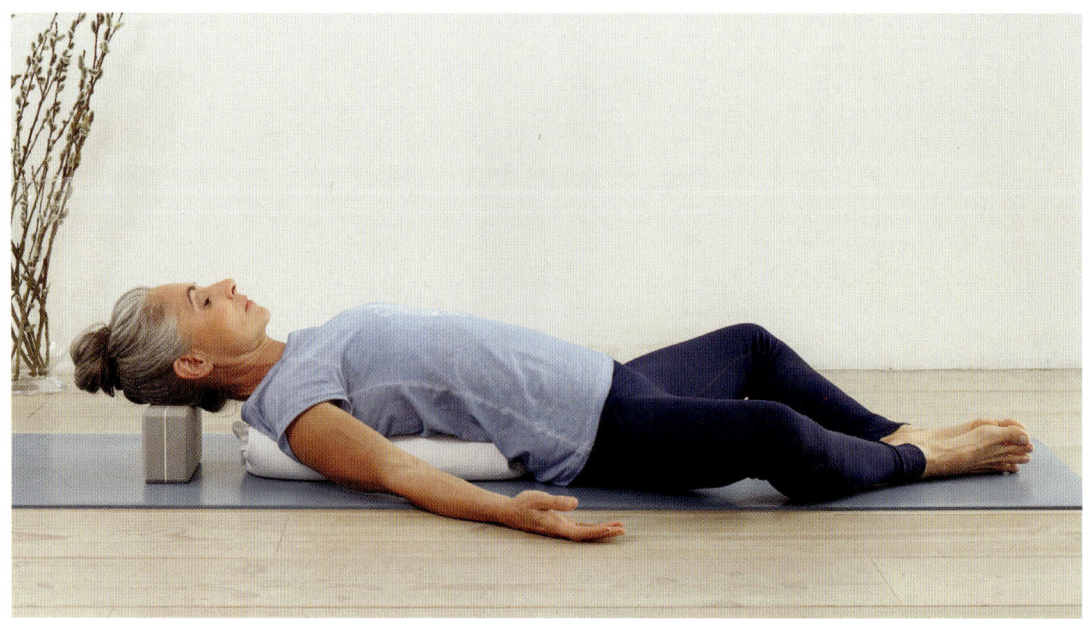

Kommen Sie auf einer Yoga-Matte mit einer gerollten Decke oder Yoga-Rolle unter der Wirbelsäule in Rückenlage. Bringen Sie die Fußsohlen
zusammen und schieben Sie die Füße weit weg
vom Schritt, sodass Ihre Beine eine Raute bilden.
Die Arme liegen neben dem Körper. Unterstützen Sie eventuell den Kopf mit einem Klotz oder
Kissen, damit der Rücken sich in einer angeneh-
men Position befindet. In dieser Haltung etwa
3 Minuten verharren. Schließen Sie die Übung
mit Happy Baby zum Ausgleich ab.

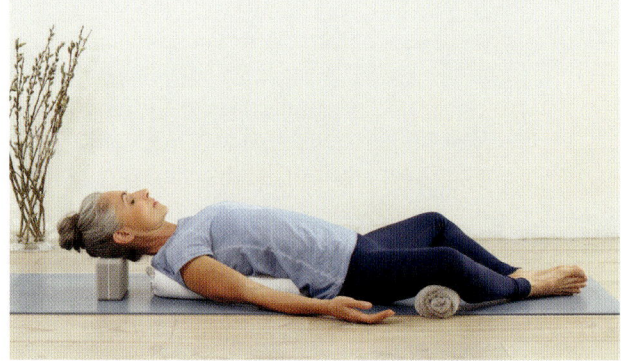

Getragene
Schulterbrücke

Kommen Sie auf einer Yoga-Matte in Rückenlage. Die Füße hüftbreit aufstellen, dann die Hüfte anheben und auf zwei flachen, quer unter das Kreuzbein geschobenen Klötzen ablegen. Die

Position 3–5 Minuten halten. Anschließend die Klötze wegnehmen, die Hüfte absetzen, liegend die Knie an den Körper heranziehen und diese über der Mitte kreisen.

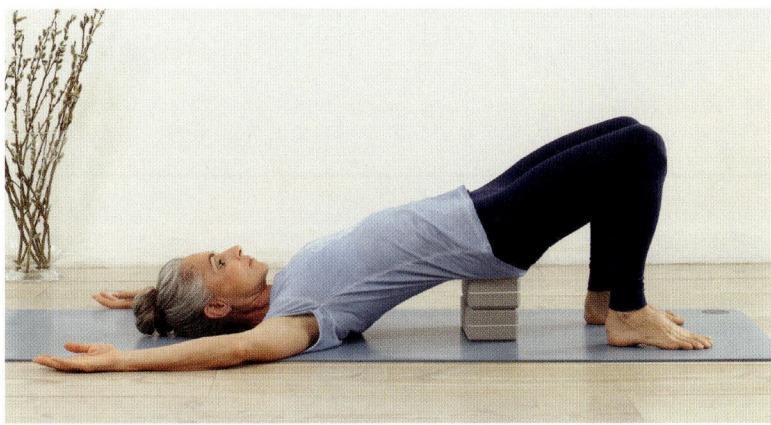

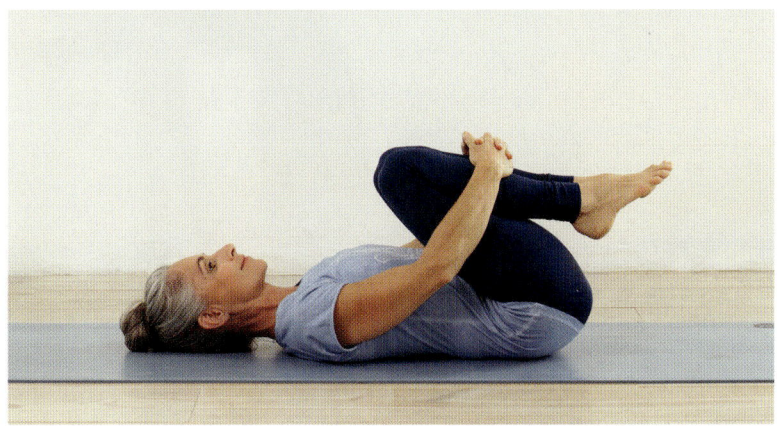

Tiefenentspannung

Kommen Sie auf Ihrer Yoga-Matte mit hoch-
gelagerten Beinen in Rückenlage und legen Sie
die Arme seitlich ab. Zuvor positionieren Sie
ein Kissen oder eine gefaltete Decke unter dem
Kopf. Damit Sie nicht auskühlen, breiten Sie eine
Decke über sich aus. Stellen Sie den Timer auf
10 Minuten. Schließen Sie die Augen und lenken
Sie die Beobachtung auf den Atem oder das Heben und Senken des Brustbeins. Wenn es Ihnen
schwerfällt, zur Ruhe zu kommen, üben Sie den
Body Scan.

Wirkung der Übungssequenz:
▶ Schlaffördernd
▶ Regenerierend
▶ Ausgleichend
▶ Beruhigend
▶ Nährend
▶ Struktur in den Tag bringend

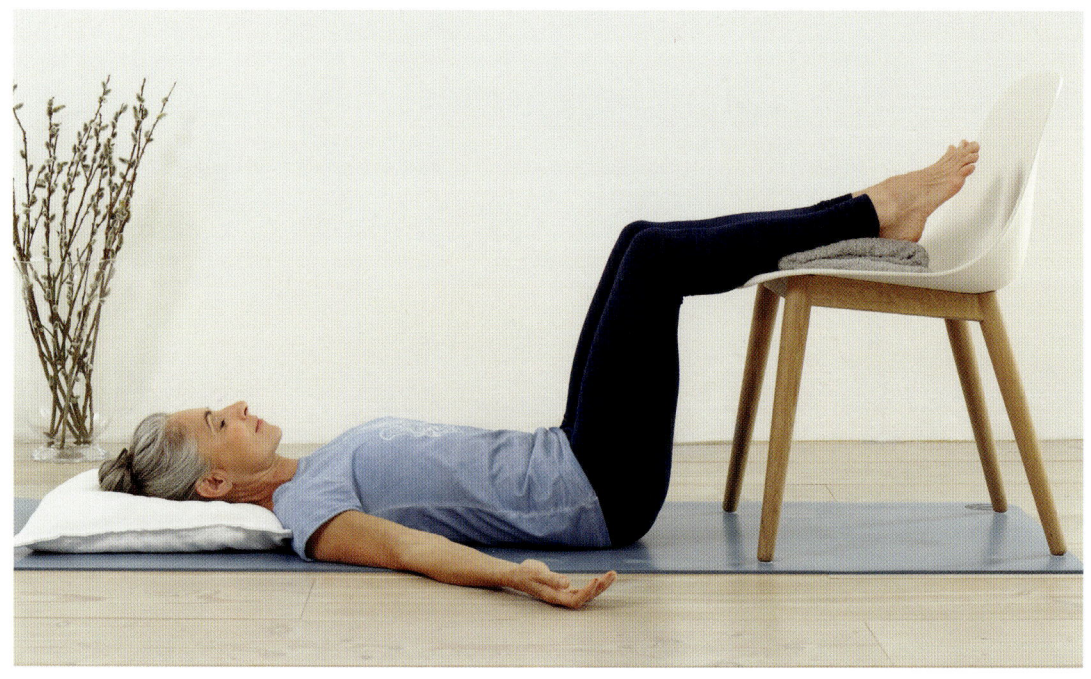

> *»Drei Dinge helfen, die Mühseligkeiten des Lebens zu tragen: die Hoffnung, der Schlaf und das Lachen.«*

IMMANUEL KANT

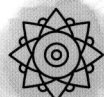

Leinöl

Das goldgelbe Leinöl ist reich an Omega-3-Fettsäuren, die sonst vor allem in fettem Fisch zu finden und essenziell für die Gesundheit sind. Empfehlenswert ist der Verzehr von 1–3 EL Leinöl pro Tag.

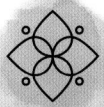

Budwig-Creme

Für die Creme 250 g Magerquark mit etwas Milch glatt rühren, 1 EL Leinöl gut unterrühren. Abschließend mit 1 TL Honig süßen. Diese Eiweiß-Öl-Honig-Mischung unterstützt den Muskelaufbau hervorragend, ist nährend und aufbauend. Eine kleine Portion am Abend regeneriert den Körper quasi im Schlaf.

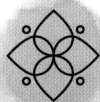

Für einen erholsamen Schlaf

Für den Tee 40 g Baldrianwurzel, 20 g Hopfen (Hopfenzapfen), 20 g Melisse und 20 g Passionsblume mischen. Für eine Tasse Tee 1–1,5 TL der Mischung mit 250 ml kochendem Wasser übergießen, etwa 10 Minuten ziehen lassen. Vor dem Schlafen trinken. Bestehen gleichzeitig depressive Verstimmungen, kann Melisse durch Johanniskraut ersetzt werden.

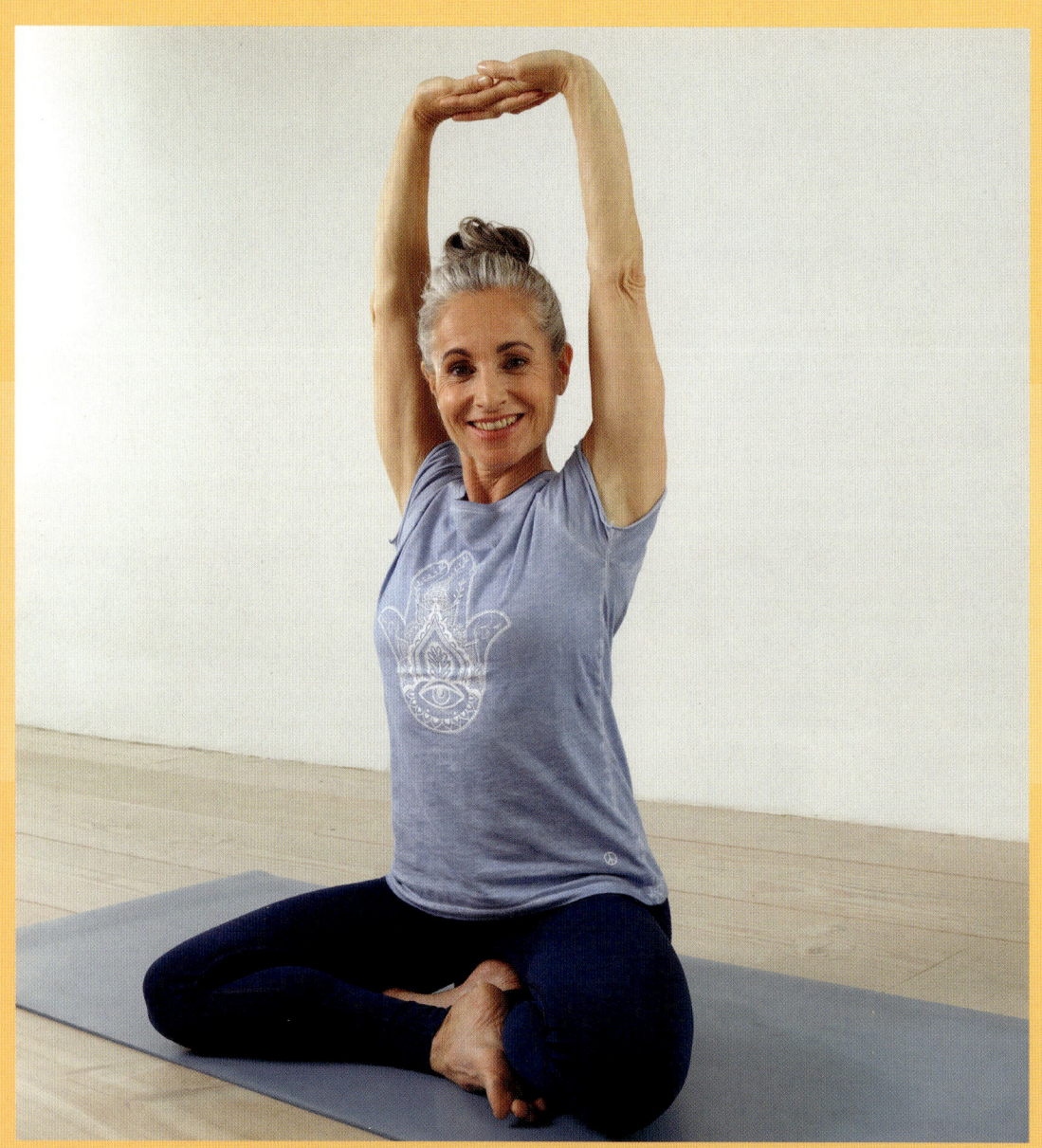

Energetisierend & kräftigend

Der Sonnengruß ist perfekt geeignet, um dem Körper neue Kraft und Energie zu
schenken – und wird idealerweise am Morgen praktiziert. Aber üben Sie diese Übungsfolge
wann immer Ihnen danach ist und nutzen Sie die positive Energie!

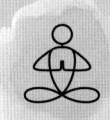

Schwungvoll in den Tag

Heute ist ein guter Tag! Sie haben Lust, aktiv zu sein, wollen Ihr Wohlbefinden und Ihre Vitalität steigern. Die kräftigenden Sonnengrüße des Yoga lassen das Herz höherschlagen, schaffen Klarheit und bringen die Energie in Fluss. Wenn Ihnen danach ist, legen Sie Ihre Lieblingsmusik auf und tanzen als Warm-up vor Ihrer Yoga-Praxis. Öffnen Sie die Fenster, lassen Sie frische Luft herein, nehmen Sie ein Sonnenbad und eine Lichtdusche, genießen Sie Ihren Körper. Beschließen Sie - unabhängig vom Wetter -, dass dieser Tag ein Sonnentag Ihres Lebens sein wird. Feiern Sie Ihr Leben, wenn die Sonne für Sie lacht: Hadern Sie nicht mit Äußerlichkeiten. Gehen Sie aus, treffen Sie Freunde, nehmen Sie aktiv am Leben teil, engagieren Sie sich. Leben Sie intensiv und bewusst. Herzliches und authentisches Lachen entspannt übrigens das Zwerchfell, kräftigt die Lungen, bringt die Glückshormone in Fluss, aktiviert das Immun- sowie das Herz-Kreislauf-System, stärkt Stimmbänder, Gesichts- und Bauchmuskeln, steigert den Sauerstoffgehalt im Blut, reduziert Stress und Angst, minimiert Schmerz, schützt vor Herzinfarkt und so vieles mehr: Dieses maximal gesundheitsfördernde Ritual sollten Sie möglichst oft im Rahmen Ihrer Midlife-Yoga-Praxis praktizieren. Achtung: Lachen ist ansteckend und infiziert Kontaktpersonen unmittelbar!

Atemübung
Ozeanische Atmung

Kommen Sie auf einer Yoga-Matte, evtl. unterstützt durch eine Yoga-Rolle oder gerollte Decke, in Rückenlage. Der untere Rücken befindet sich direkt vor der Rolle. Atmen Sie ein paarmal durch die Nase ein und durch den Mund aus. Legen Sie dann beide Hände auf den Bauch und atmen Sie tief dorthin und nun durch die Nase ein und aus. Legen Sie die linke Hand auf die Brust, atmen Sie ein paarmal vom Bauch bis dorthin und lenken den Atem in den ganzen Rumpf.

Mit ausgebreiteten Armen 3 Mal tief durch die Nase ein und den Mund ausatmen. Während der dritten Ausatmung auf halber Strecke den Mund schließen, sodass ein Rauschen entsteht. Durch die Nase weiteratmen und das Rauschen beibehalten, die Stimmritze ist nun verengt. Wenn der Atem gleichmäßig fließt, die Ein- und Ausatmung auf jeweils 4 Takten 2 Minuten lang ausbalancieren (s. S. 25).

Mantra
Om

Das Mantra »Om« ist das ursprünglichste aller Mantras, es wird bereits seit Jahrtausenden von Buddhisten und Hinduisten als Symbol für das Göttliche verwendet. Die heilige Silbe setzt sich aus den drei Buchstaben A - U - M zusammen und steht zum Beispiel für die Aspekte Vergangenheit, Gegenwart und Zukunft oder die drei Gottheiten des Hinduismus, Vishnu, Shiva und Brahma.

Die Schwingung von Om (gebundenes A - U - M) symbolisiert den Urklang (»Urknall«) und bewirkt eine Vibration, die den Körper spürbar vom Bauch bis zum Scheitel durchdringt. In fast allen Yoga-Stilen wird das Om am Anfang und Ende der Yoga-Stunde getönt, um nach innen zu fokussieren und spürbar im Körper anzukommen. Um mit Mantras warm zu werden, lohnt es sich, Om »durchzudeklinieren«:

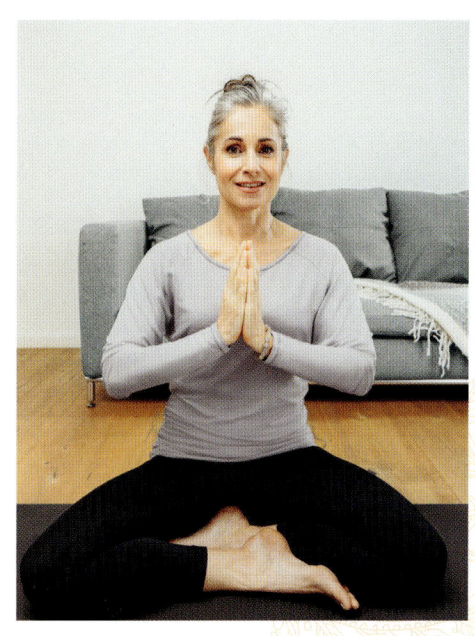

▶ Kommen Sie auf einer Yoga-Matte, auf einem Meditationskissen oder auf einer gefalteten Decke, alternativ auf einem Stuhl, in einen bequemen Sitz. Atmen Sie ein paarmal ein und aus.
▶ Atmen Sie tief ein und tönen Sie mit der Ausatmung laut den Vokal A, wiederholen Sie das dreimal. Atmen Sie ein paarmal ein und aus.
▶ Atmen Sie tief ein und tönen Sie mit der Ausatmung laut den Vokal U, wiederholen Sie das 3 Mal. Zwischenatmen.
▶ Atmen Sie tief ein und tönen Sie mit der Ausatmung laut den Konsonanten M, wiederholen

Sie das 3 Mal. Atmen Sie ein paarmal ein und aus.
▶ Fügen Sie nun alles zusammen. Atmen Sie tief ein und tönen Sie mit der Ausatmung laut und gebunden »A - U - M«, wiederholen Sie 3 Mal das so entstandene »Om«. Atmen Sie ein paarmal ein und aus.
▶ Spüren Sie dem Klang - der Vibration - nach und lassen Sie ihn wirken.
▶ Die Rezitation des Mantras »Om« intensiviert die Ausatmung, die nachklingende Vibration zentriert den Geist.

Mudra
Namasté

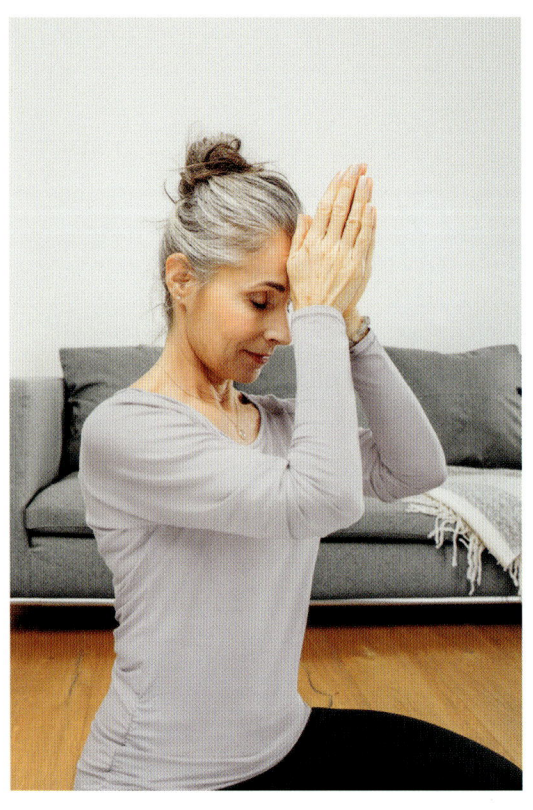

Namasté ist in Asien eine Grußhaltung und bedeutet so viel wie »Das Göttliche in mir grüßt das Göttliche in dir«.

▶ Atmen Sie gleichmäßig ein und aus.
▶ Atmen Sie ein und bringen Sie die Hände wie zum Gebet beziehungsweise zum Gruß Namasté vor die Brust. Lassen Sie etwas Raum zwischen den Handflächen.
▶ Sprechen Sie Ihre Intention – Ihren Vorsatz für die Yoga-Praxis – in diese Nische. Senken Sie das Kinn zu den Fingerspitzen und verneigen Sie sich ausatmend vor sich selbst.
▶ Heben Sie einatmend die Arme gestreckt nach oben über den Kopf, ziehen Sie dabei die Schultern hinab, weg von den Ohren.
▶ Bringen Sie ausatmend die Handflächen wieder vor die Brust.
Praktizieren Sie diese Übung wie ein aufrichtiges Gebet. Das Mudra Namasté mit den parallelen Daumenballen vor dem Brustbein unterstützt dabei die Aufrichtung des Oberkörpers sowie die innere Haltung.

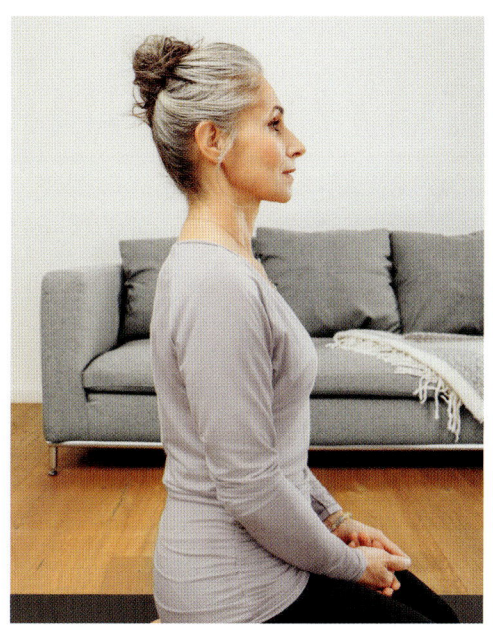

Meditation
Goldenes Licht

▶ Kommen Sie auf einer Yoga-Decke, einem Meditationskissen oder auf einer gefalteten Decke, alternativ auf einem Stuhl, in einen bequemen Sitz. Achten Sie darauf, dass Ihre Wirbelsäule stabil und aufgerichtet ist, die Sitzhöcker bilden ein solides Fundament. Atmen Sie ein paarmal entspannt durch die Nase ein und aus. Lassen Sie Gesicht, Kiefer, Schultern sowie den Rest des Körpers ganz locker und spüren Sie den Atem in Bauch, Brustbereich sowie unterhalb der Nasenspitze.

▶ Fokussieren Sie auf Ihren Scheitelpunkt und visualisieren Sie dort einen goldenen Lichtpunkt. Lassen Sie ihn mit der Ausatmung über den Rücken bis unter die Sitzhöcker wandern, wo er verschwindet. Mit der Einatmung streift der goldene Lichtpunkt die Körpervorderseite, während er von unten bis zum Scheitelpunkt aufsteigt. Ausatmend streift er entlang der Wirbelsäule wieder nach unten ...

▶ Visualisieren Sie, wie das Licht Sie mit jeder Ein- und Ausatmung umfließt und wie in einen goldenen Kokon einspinnt. Die Übung dauert 3–5 Minuten.

Katze – Kuh
als Warm-up

Kommen Sie auf einer Yoga-Matte in den Vierfüßlerstand. Die Hände befinden sich unter den
Schultern und die Knie unter den Hüften. Der
Kopf bildet eine Linie mit dem Oberkörper,
der Rücken ist in einer neutralen Position. Den
Kopf nun langsam heben, ohne den Nacken zu
überdehnen, und mit der Einatmung in ein Hohlkreuz kommen (»Kuh«).

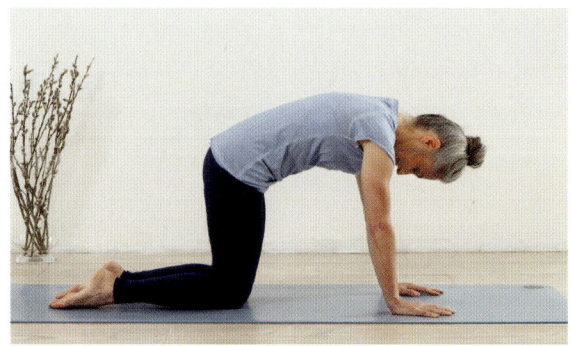

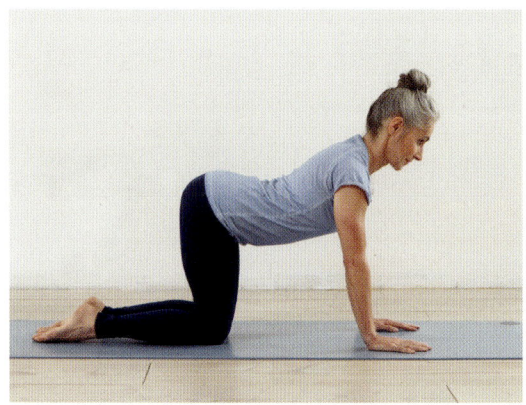

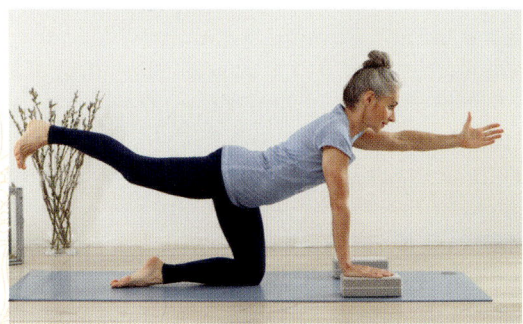

▶ Mit der Ausatmung den Rücken zu einem
runden Katzenbuckel formen und das Kinn dabei zur Brust ziehen. Die Übung dynamisch
3–5 Atemzüge lang durchführen.

Alternative 1: Heben Sie mit der Einatmung das
rechte Bein aus der Vierfüßler-Position und strecken Sie es nach hinten. Gleichzeitig strecken
Sie den linken Arm nach vorn, Daumen nach
oben. Ziehen Sie mit der Ausatmung den linken Ellenbogen und das rechte Knie zueinander.
Strecken Sie dann wechselnd mit der Ein- und
Ausatmung jeweils den linken Arm und das rechte Bein frei schwebend nach vorne bzw. hinten,
nach 5 Wiederholungen die Seite wechseln. Anschließend in der Kleinkindhaltung pausieren.

Alternative 2: Locker ein paar Minuten zu Ihrer
Lieblingsmusik tanzen und singen.

Berghaltung

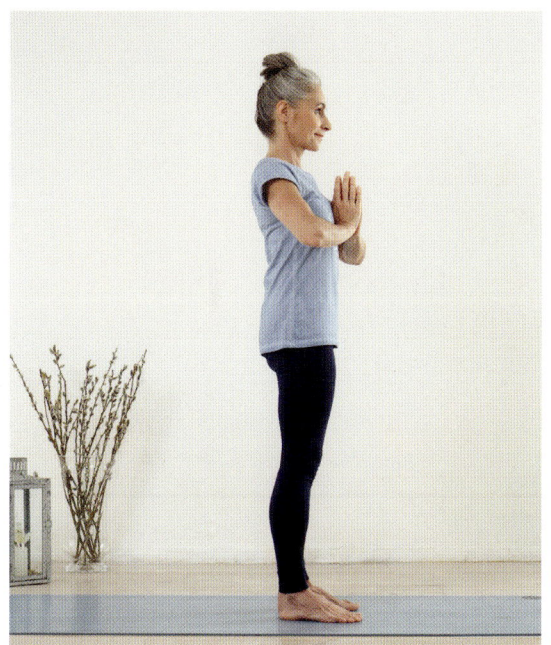 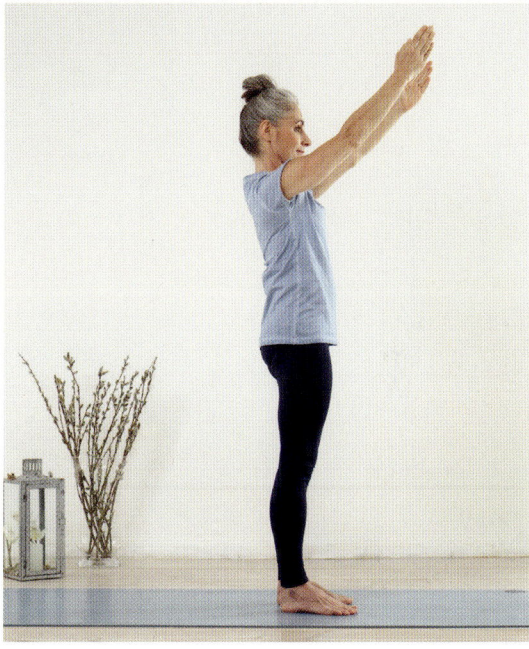

▶ Stellen Sie sich auf eine Yoga-Matte. Positionieren Sie beide Füße hüftbreit und lassen Sie die Arme locker neben dem Körper hängen. Entspannen Sie die Schultern, dehnen Sie durch Kopfbewegungen sanft den Nacken, entspannen Sie sich in den Kiefergelenken und Fingern. Richten Sie nun Ihre Konzentration auf die Füße. Belasten Sie die Innen- sowie Außenkanten, Fersen und Fußballen gleichmäßig. Heben Sie die Zehen vom Boden ab, spreizen Sie sie weit auseinander und legen Sie sie mit größtmöglichem Abstand zueinander wieder ab. Vielleicht gelingt es Ihnen, das Fußgewölbe leicht anzuheben. Entspannen Sie beide Füße.

▶ Strecken Sie die Beine und verlagern Sie das Rumpfgewicht auf beide Füße gleichmäßig.
▶ Die Oberschenkel leicht gegeneinanderdrehen, die Kniescheiben mittels der vorderen Oberschenkelmuskulatur nach oben ziehen, das Becken leicht kippen, sodass das Schambein sich nach oben hebt und das Steißbein nach vorne zeigt. Die Mitte wird fest, der Beckenboden hebt sich, und die Wirbelsäule befindet sich in einer neutralen Position.

Stuhlhaltung

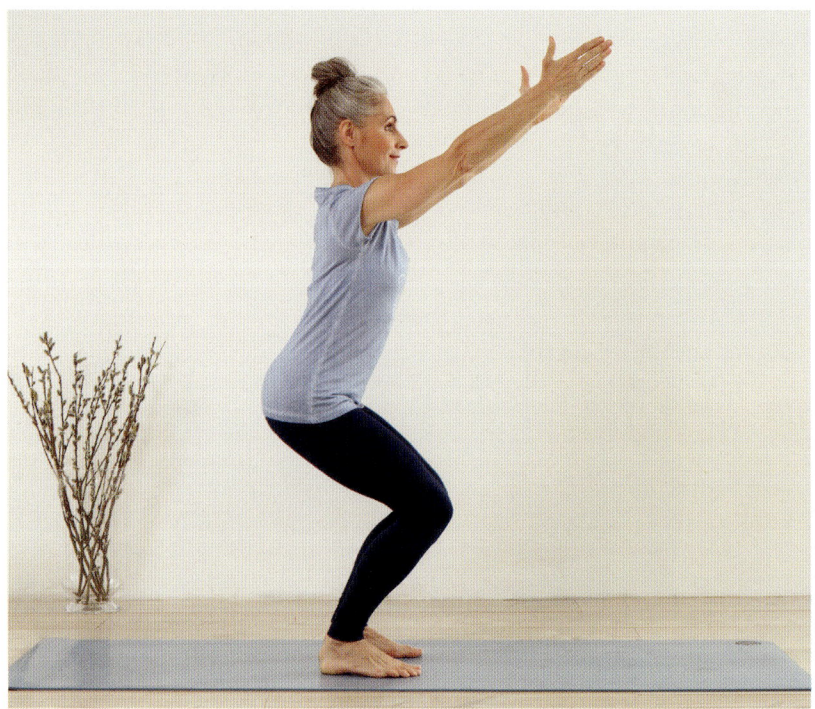

▶ Aus der Berghaltung die Beine beugen, als wollten Sie sich hinsetzen. Die Arme schulterbreit gerade oder schräg nach oben vorne strecken, die Schultern von den Ohren wegziehen. Das Brustbein hebt sich und bleibt aufgerichtet, der Kopf ist gerade, der Nacken entspannt.

▶ Variation: Bringen Sie die Knie über die Knöchel. So liegt der Bauch auf den Oberschenkeln und der Blick geht nach unten. Schieben Sie die Knie Richtung Zehen, richtet sich der Rumpf auf, und der Blick geht nach vorne. Die Beine bleiben jeweils gebeugt, und die Oberschenkelmuskulatur arbeitet kräftig während 5 langsamer Wiederholungen.

Stehende Vorbeuge

▶ Ausgehend von der Berghaltung die Beine beugen, die Arme etwa schulterhoch seitlich ausstrecken und mit der Beinbeuge nach unten führen, das Kinn zur Brust senken und so im Nacken lang werden. Drücken Sie dann die Handflächen etwa 10 cm vor den Füßen in den Boden. Anfangs wird dies evtl. nur mit gebeugten Beinen möglich sein.

▶ Bei Problemen im unteren Rücken unbedingt die Beine anbeugen, um beim Aufrichten beziehungsweise bei der Beuge die Bandscheiben der Lendenwirbel zu entlasten.

▶ Als Hilfsmittel bei der Beinstreckung dienen zwei Yoga-Klötze unter den Handflächen. So können Sie länger stehen, weil Sie Ihr vornüber geneigtes Rumpfgewicht abfangen, das die gesamte Faszie der Körperrückseite aufdehnt.

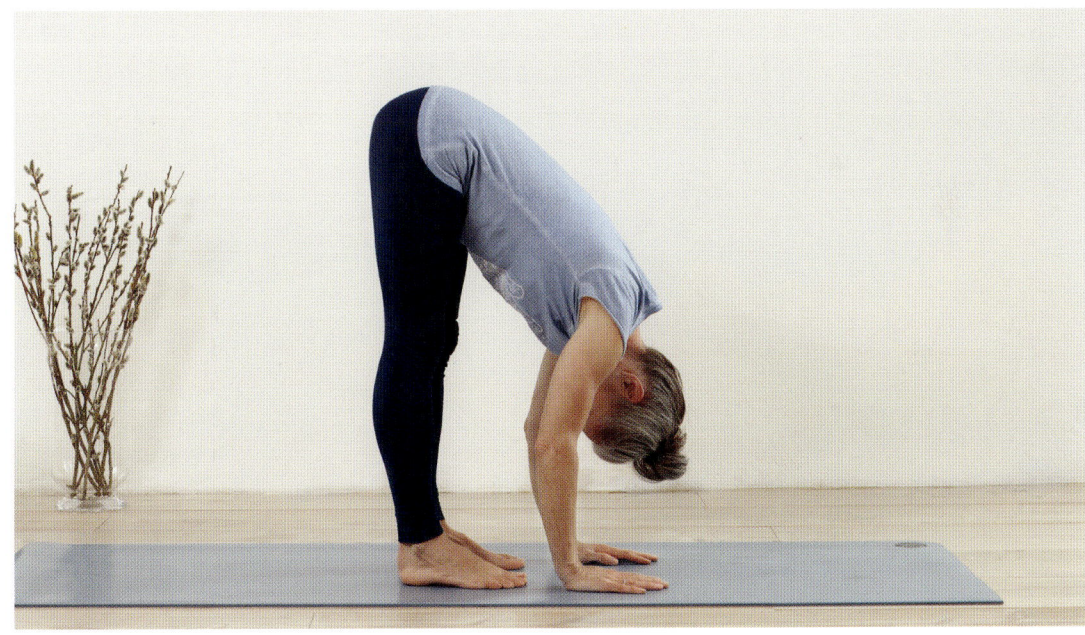

Ausfallschritt

▶ Aus der Stehenden Vorbeuge den rechten Fuß in großer Schrittlänge nach hinten bringen, das Bein strecken, die Hände in den Boden drücken und den Rücken bis zum Nacken lang ziehen.

▶ Variation: Das linke Knie tief beugen. Die Hände wie zum Gebet oder in Namasté-Haltung vor die Brust führen, den Rumpf aufrichten. Die Daumenballen befinden sich dabei auf Höhe des Brustbeins – so wird dafür gesorgt,

dass die Brustwirbelsäule aufgerichtet bleibt. Beginnen Sie, das rechte Bein durchzustrecken und die Arme gestreckt zu heben, ohne dass sich die Schultern zu den Ohren ziehen.

▶ Langsam das rechte Bein beugen und strecken, dabei stabil auf dem vorderen Fuß und in den Sprung- sowie Kniegelenken bleiben – mit den Beinmuskeln arbeiten. Führen Sie 3 langsame Wiederholungen aus und wechseln Sie dann die Seite.

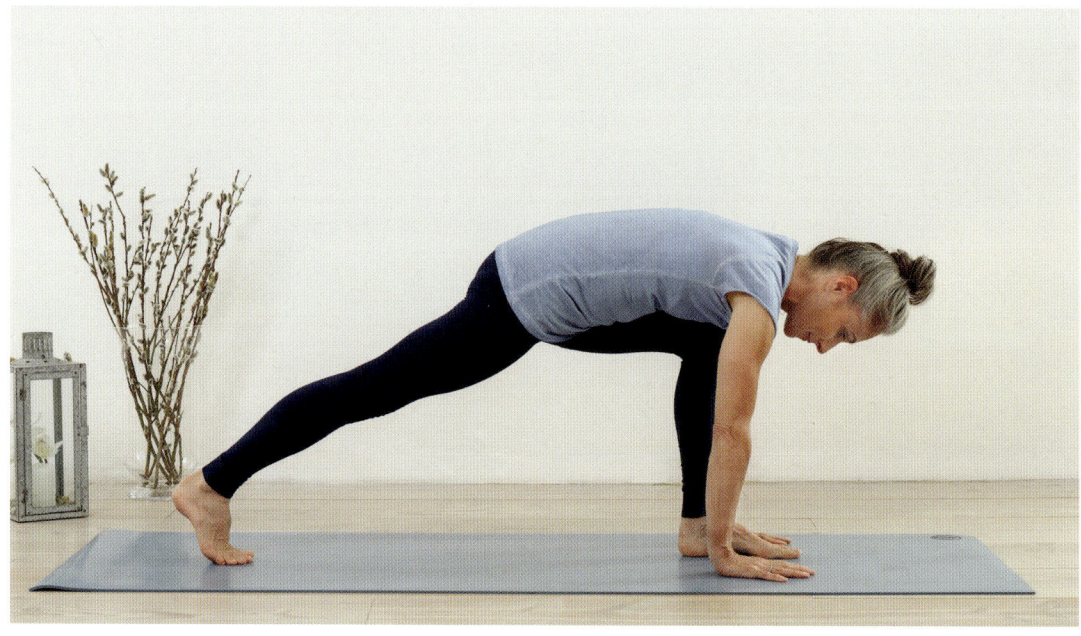

Nach unten schauender Hund

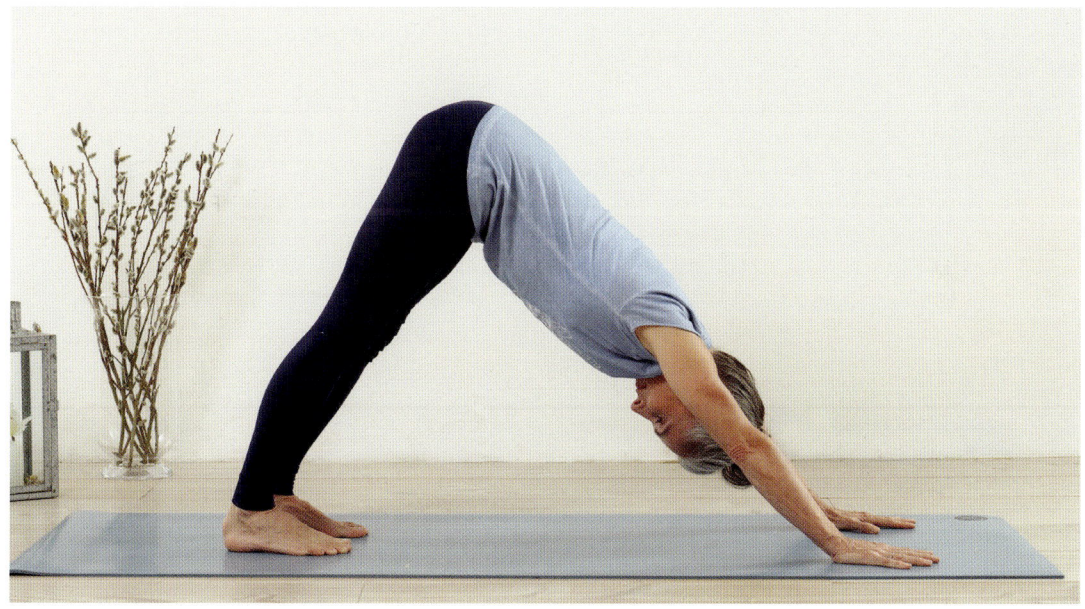

▶ Kommen Sie auf einer Yoga-Matte aus der Vorbeuge über den Ausfallschritt in den Nach unten schauenden Hund mit hüftbreit aufgestellten Füßen. Die Finger spreizen, sodass der Mittelfinger nach vorne zeigt, die ganze Hand fest in die Matte schieben. Die Fersen heben und das Gesäß nach oben schieben, dabei wird der Rücken lang gezogen.

▶ Die Fersen nun Richtung Boden schieben, sie müssen dort aber nicht ankommen. Die Beine können leicht gebeugt bleiben, das schützt den unteren Rücken. Füße hüftbreit und Hände schulterbreit lassen und weiterhin kräftig mit allen Kontaktpunkten in den Boden schieben. Der Kopf bleibt entspannt nach unten gerichtet, der Nacken bildet die Verlängerung der Wirbelsäule. Der Körper bildet mit gestreckten Beinen und Armen sowie dem Boden ein Dreieck. Im oberen Rücken nicht einsinken. Die Mitte bleibt fest, und der Bauchnabel wird zur Körpermitte sanft hineingezogen – so ist der Beckenboden aktiv.

Schiefe Ebene

▶ Auf einer Yoga-Matte aus dem Nach unten schauenden Hund die Schultern über die Handgelenke bringen.

▶ Das Becken leicht absenken, dabei das Brustbein weiter nach vorne und die Fersen wie gegen eine Wand nach hinten schieben. Die Beine durchstrecken, sodass die vordere Oberseitenmuskulatur arbeitet. Dabei das Kinn zur Brust ziehen und den Nacken lang halten.

Die Mitte bleibt fest, und der Bauchnabel wird zur Körpermitte hineingezogen – so ist der Beckenboden aktiv.

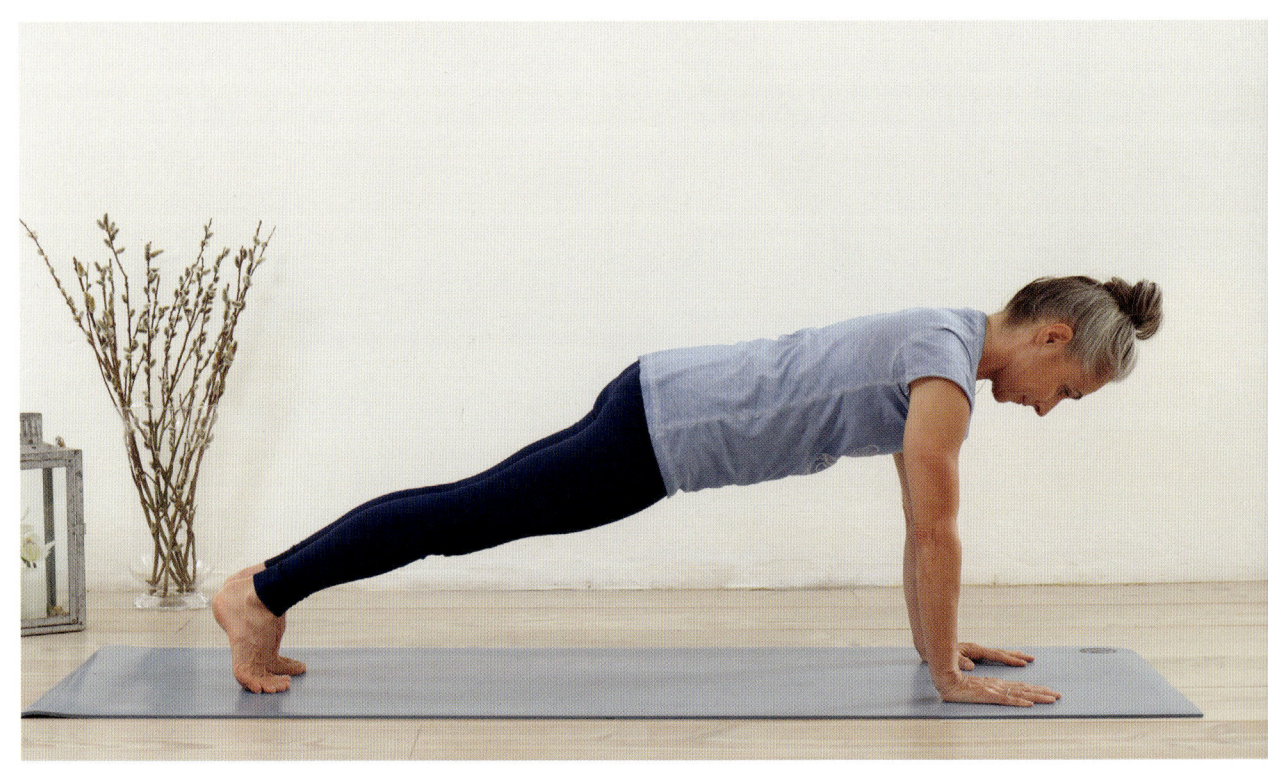

Halbe
Liegestütze

▶ Auf einer Yoga-Matte aus der Schiefen Ebene die Knie auf die Matte absetzen, ohne im Rücken einzusinken: Die Mitte bleibt fest.

▶ Während die Arme gebeugt werden, um den Rumpf langsam abzulegen, bleiben sie eng am Oberkörper. Die Oberarmmuskulatur arbeitet kräftig, bis der ganze Körper schließlich flach am Boden liegt.

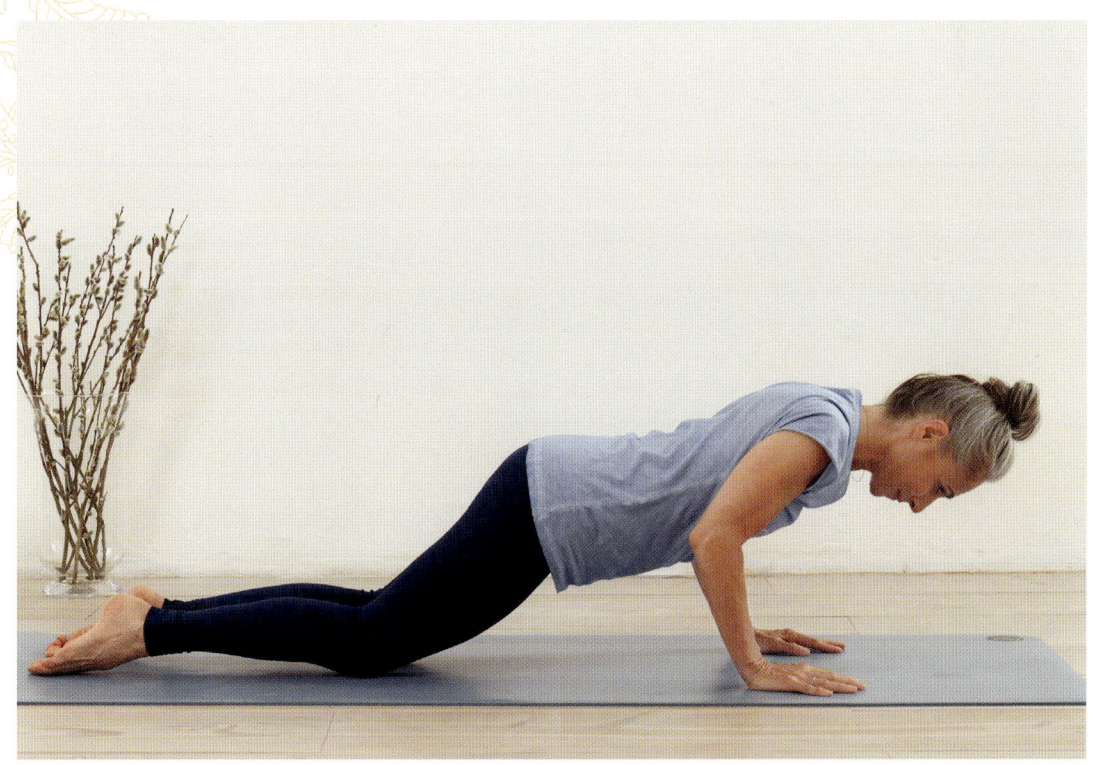

Kobra

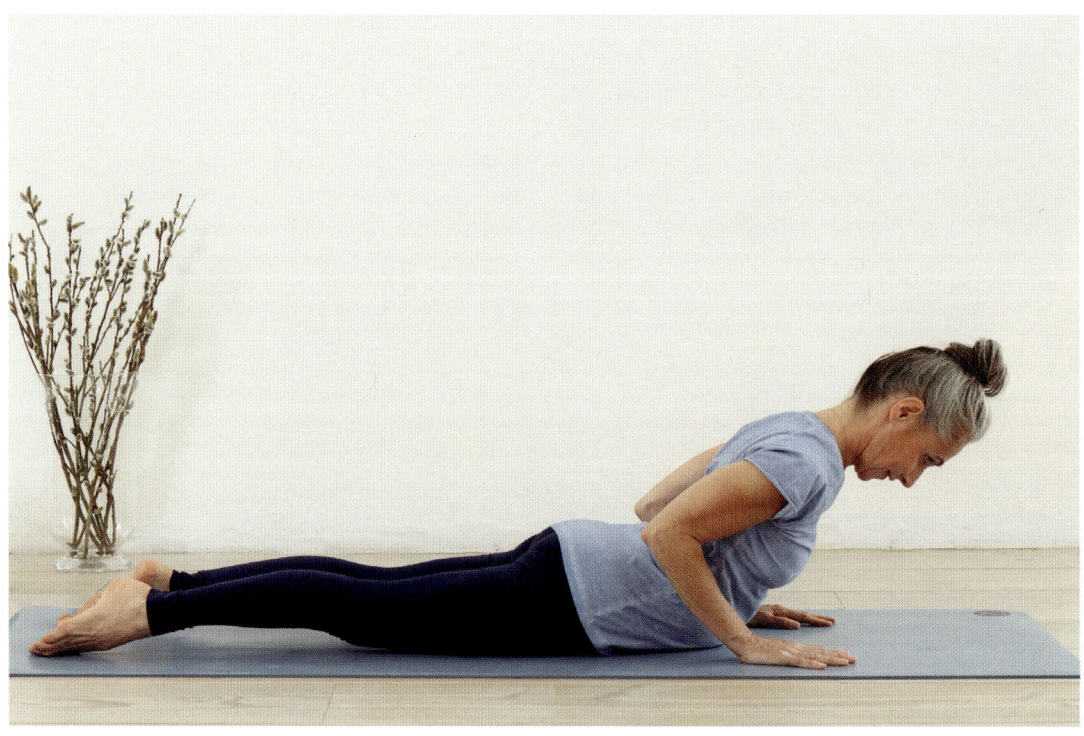

▶ Bringen Sie aus der Bauchlage die Hände flach neben den Brustkorb, die Fingerspitze sind auf Höhe der Brustwarzen. Die Ellbogen liegen eng am Rumpf an. Die Beine sind lang ausgestreckt und hüftbreit, das Gesäß bleibt entspannt.

▶ Üben Sie Druck auf die Handflächen und Fußrücken aus, das Schambein schiebt sich dabei in den Boden. Zunächst den Kopf, dann den Oberkörper anheben, wobei der Nacken lang und entspannt bleibt. Dann das Kinn Richtung Brust absenken, um den Nacken lang zu halten. Kommen Sie zurück in den Nach unten schauenden Hund.

Ausfallschritt

▶ Aus der Stehenden Vorbeuge den rechten Fuß in großer Schrittlänge nach hinten bringen, das Bein strecken, die Hände in den Boden drücken und den Rücken bis zum Nacken lang ziehen. Wenn es Ihnen nicht gelingt, mit den Händen den Boden zu berühren, legen Sie sich 2 Klötze unter die Handflächen.

▶ Variation: Das linke Knie bei Bedarf etwas absenken, um die Balance zu finden. Die Hände wie zum Gebet oder in Namasté-Haltung vor die Brust führen, den Rumpf aufrichten. Die Daumenballen befinden sich dabei auf Höhe des Brustbeins – so wird dafür gesorgt, dass die Brustwirbelsäule aufgerichtet bleibt. Beginnen Sie, das rechte Bein durchzustrecken und die Arme gestreckt zu heben, ohne dass sich die Schultern zu den Ohren ziehen.

▶ Langsam das rechte Bein beugen und strecken, dabei stabil auf dem vorderen Fuß und in den Sprung- sowie Kniegelenken bleiben – mit den Beinmuskeln arbeiten. Führen Sie 3 langsame Wiederholungen aus und wechseln Sie dann die Seite.

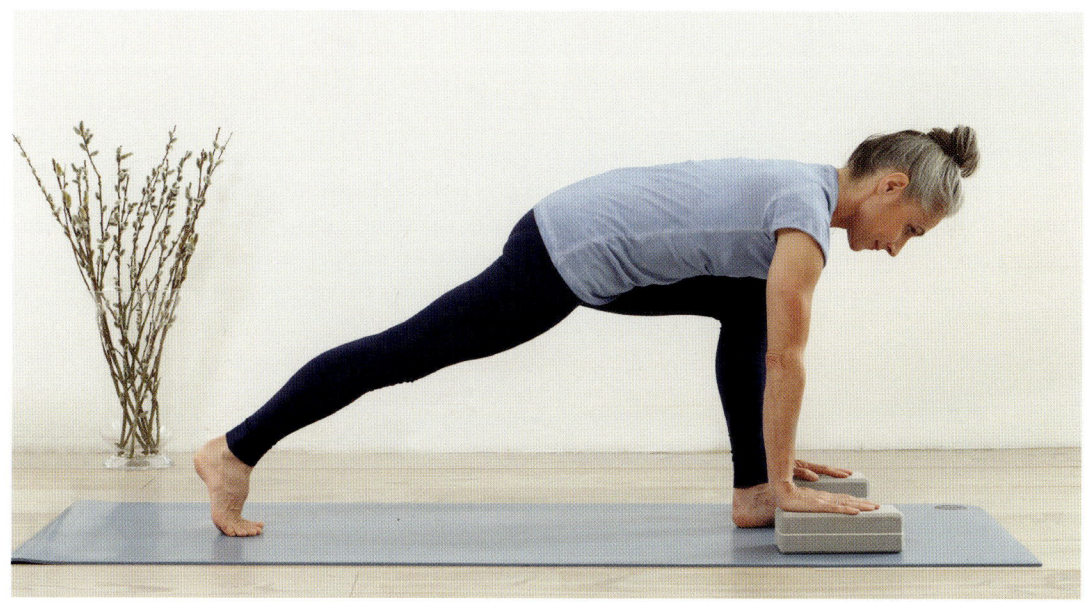

Zehenspitzenstand

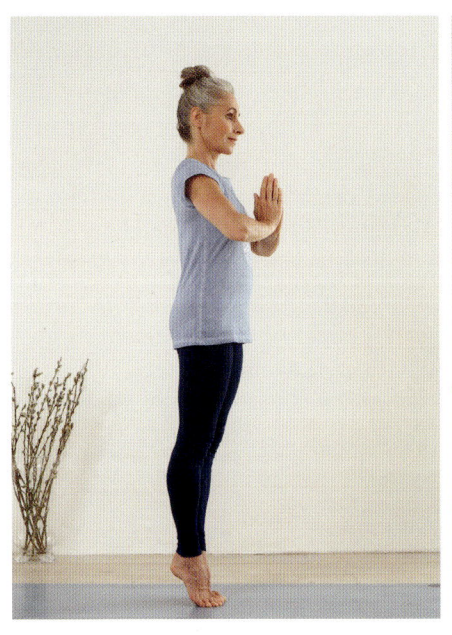 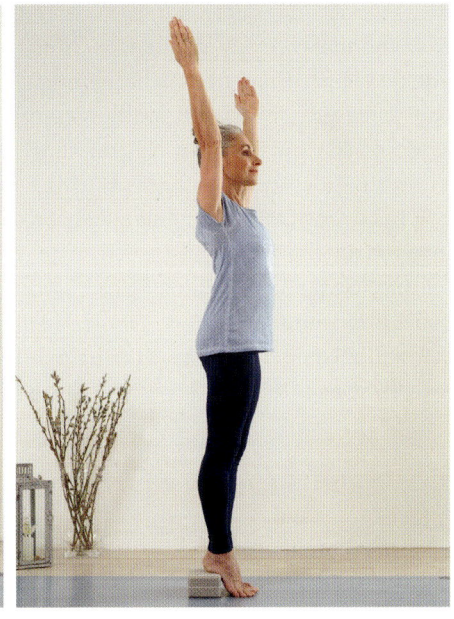

▶ Kommen Sie auf einer Yoga-Matte in die Berghaltung. Positionieren Sie beide Füße hüftbreit. Bringen Sie die Hände in die Namasté-Haltung vor die Brust. Entspannen Sie die Schultern, dehnen Sie durch Kopfbewegungen sanft den Nacken, entspannen Sie sich in den Kiefergelenken und Fingern.

▶ Strecken Sie die Beine und verlagern Sie das Rumpfgewicht auf beide Füße gleichmäßig. Die Oberschenkel leicht gegeneinanderdrehen, die Kniescheiben mittels der vorderen Oberschenkelmuskulatur nach oben ziehen, das Becken leicht kippen, sodass das Schambein sich nach oben hebt und das Steißbein nach vorne zeigt. Die Mitte wird fest, der Beckenboden hebt sich,

und die Wirbelsäule befindet sich in einer neutralen Position. Richten Sie nun Ihre Konzentration auf die Füße. Heben Sie die Fersen vom Boden ab und verlagern Sie Ihr Gewicht auf die Zehenballen. Wenn es Ihnen nicht gelingt, hier die Balance zu halten, legen Sie sich 2 Klötze unter die Fersen.

▶ Langsam die Fersen absenken. Führen Sie 3 langsame Wiederholungen aus.

▶ Variation: Heben Sie die Arme im Zehenspitzenstand etwa auf Ohrenhöhe an, die Handflächen zeigen zueinander und die Schultern bleiben unten. Senken Sie die Arme zeitgleich mit den Fersen langsam wieder ab.

Tiefenentspannung

Kommen Sie auf einer Yoga-Matte in Rückenlage, strecken Sie die Beine lang aus und legen Sie
die Arme locker seitlich ab. Zuvor positionieren
Sie ein Kissen oder eine gefaltete Decke unter
dem Kopf und ein gerolltes Handtuch unter den
Knien. Breiten Sie eine Decke über sich aus, damit Sie nicht auskühlen. Stellen Sie einen Timer
auf 10 Minuten. Schließen Sie die Augen und
lenken Sie die Beobachtung auf den Atem oder
das Heben und Senken des Brustbeins. Wenn es
Ihnen schwerfällt, zur Ruhe zu kommen, üben
Sie den Body Scan.

*»Es gibt ein Ziel, aber
keinen Weg. Das, was wir
Weg nennen, ist Zögern.«*

FRANZ KAFKA

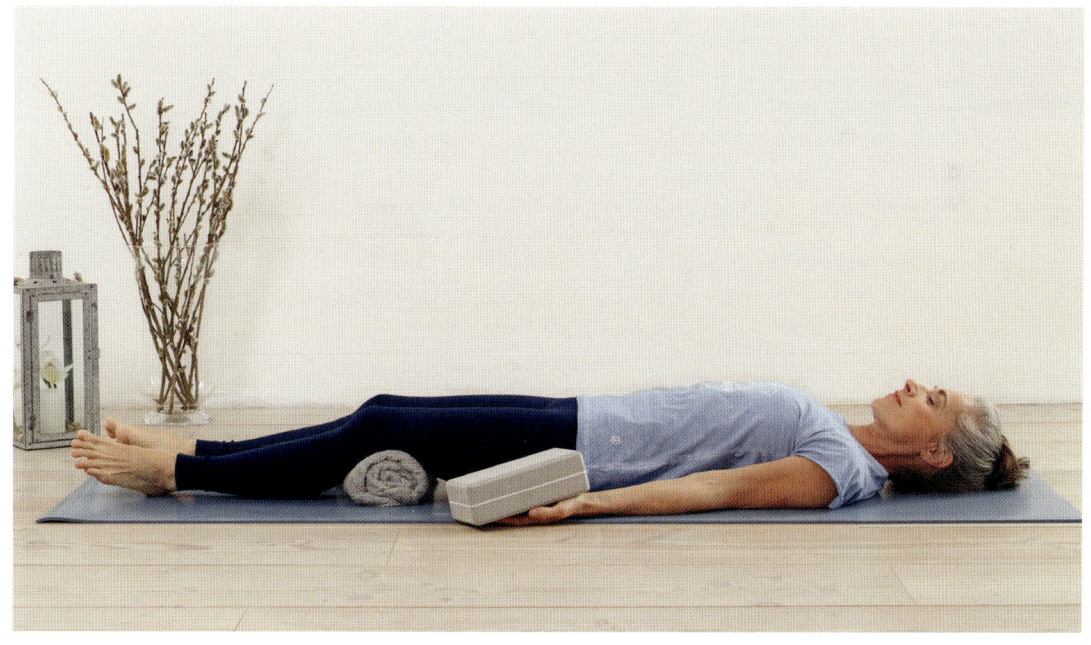

Sonnengruß-Variation
kräftigend

▶ Führen Sie den Sonnengruß bis zur Schiefen Ebene durch und halten Sie diese für 3 Atemzüge.

▶ Kommen Sie mit der Einatmung in die Halbe Liegestütze, atmen Sie aus und drücken Sie sich einatmend wieder zurück in die Schiefe Ebene, führen Sie diese Übung bis zu 3 Wiederholungen aus. Setzen Sie den Sonnengruß fort bis zum Nach unten schauenden Hund.

▶ Bringen Sie mit dem Einatmen den rechten Fuß nach vorne in den Ausfallschritt.

▶ Setzen Sie mit dem Ausatmen das linke Knie auf dem Boden ab. Stabilisieren Sie sich auf dem rechten Fußballen des großen Zehs.

▶ Mit dem Einatmen richten Sie den Rumpf auf und heben die Arme schulterbreit.

▶ Atmen Sie aus und stabilisieren Sie sich.

▶ Strecken Sie mit dem erneuten Einatmen das linke Bein, ausatmend beugen Sie das Bein wieder. Eventuell setzen Sie das Knie kurz auf dem Boden ab, während Sie die Übung 3 Mal ausführen.

▶ Setzen Sie mit dem Einatmen aus der Beuge die Hände auf den Boden und bringen Sie den linken Fuß hüftbreit neben den rechten nach vorne in die stehende Vorbeuge mit langem Rücken.

▶ Vertiefen Sie die Vorbeuge mit der Ausatmung.

▶ Atmen Sie ein und richten Sie mit gebeugten Beinen den Oberkörper für die Stuhlhaltung auf, heben Sie die Arme. Bleiben Sie 3 Atemzüge hier, kippen Sie Ihr Becken wie in der beschriebenen Variation Stuhlhaltung. Kommen Sie mit einer Einatmung zum Stehen in die Berghaltung.

Sonnengruß-Variation (re-)aktivierend

▶ Führen Sie den Sonnengruß bis zum Nach unten schauenden Hund durch.

▶ Atmen Sie ein und gehen Sie ausatmend in den Vierfüßlerstand über.

▶ Heben Sie einatmend die rechte Körperseite: Der rechte Arm zeigt nach oben, das rechte Bein wird mit geflextem Fuß (die Zehen werden angezogen, die Ferse weggeschoben) gehoben und gestreckt. Optional bleibt der rechte Fuß des ausgestreckten Beins am Boden, und Sie dehnen die seitliche Flanke.

▶ Kehren Sie ausatmend in den Vierfüßlerstand zurück.

▶ Heben Sie einatmend die linke Körperseite: Der linke Arm zeigt nach oben, das linke Bein wird mit geflextem Fuß gehoben und gestreckt. Optional bleibt der linke Fuß des ausgestreckten Beins am Boden, und Sie dehnen die seitliche Flanke.

▶ Kehren Sie ausatmend in den Vierfüßlerstand zurück.

▶ Heben Sie im Kniestand einatmend den Rumpf mit schulterbreit gehobenen Armen, ziehen Sie die Schultern dabei hinunter, von den Ohren weg.

▶ Atmen Sie aus und kommen Sie in die Kindhaltung, eventuell mit einem Klotz unter der Stirn, damit der untere Rücken entspannt ist.

▶ Bringen Sie mit der Einatmung den linken Fuß nach vorne, heben Sie die Arme gestreckt und schulterbreit nach oben, ziehen Sie die Schultern von den Ohren weg.

▶ Setzen Sie mit der Ausatmung die Hände auf und mit der nächsten Einatmung den rechten Fuß nach vorne für die Vorbeuge mit langem Rücken. Setzen Sie den Sonnengruß fort und kommen Sie über die Stuhlhaltung zum Stehen in die Berghaltung. Üben Sie eine weitere Folge und heben Sie nach dem Vierfüßlerstand erst die linke und anschließend die rechte Körperseite.

Wichtig: Stabilisieren Sie sich und üben Sie den Sonnengruß anfangs langsam. Verlängern Sie die Atmung, damit Sie im Rhythmus bleiben.

Wirkung der Übungssequenz:

▶ Energetisierend
▶ Vitalisierend
▶ Kräftigend
▶ Kreislauf anregend
▶ Stimmungsaufhellend

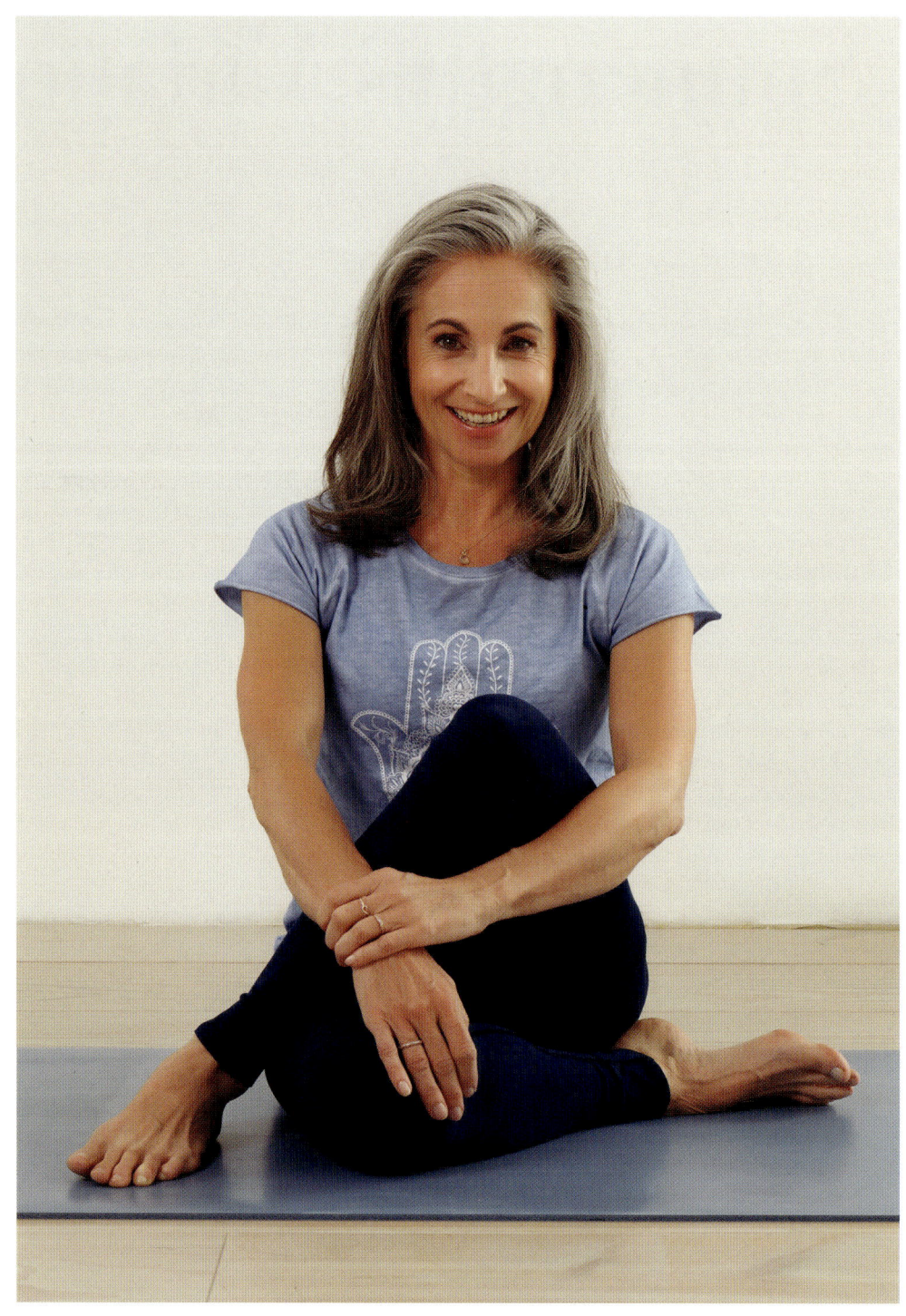

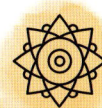

> *»Es ist unglaublich,*
> *wie viel Kraft*
> *die Seele dem Körper*
> *zu leihen vermag.«*
>
> WILHELM VON HUMBOLDT

Zitrus-Ingwer-Limo-Sprizz

Ein daumengroßes Stück Ingwer schälen und fein reiben. 2 Bio-Limetten und 3 Bio-Orangen heiß abwaschen, die Schale dünn abziehen und die Früchte auspressen. Saft und Schalen in eine Schüssel geben. Währenddessen 1,5 l Quellwasser zum Kochen bringen und 120 g Rohrzucker darin auflösen. Den geriebenen Ingwer zugeben und alles 5 Minuten kochen lassen. Anschließend den heißen Zuckersud in die Schüssel geben und 24 Stunden abgedeckt ziehen lassen. Die Limonade durch ein Sieb filtern und mit einigen Blättchen Minze garniert in Gläser geben. Mit etwas Mineralwasser auffüllen.

Bio-Energiebällchen

250 g Studentenfutter, je ¼ TL Zimt, Kardamom, Bourbon-Vanille, je 1 TL Chia-Samen, Sesam, 2 entkernte Medjool-Datteln, 100 g Zartbitterschokolade (70 bis 80 %, wenig Zucker) in den Mixer geben und zu einer knetbaren Masse verarbeiten (evtl. mehr Chia-Samen hinzugeben, wenn es zu feucht ist). Mit den Händen zu Kugeln formen und mit Schokopulver, Sesam, Kokosflocken o. Ä. bestreuen. Im Kühlschrank aufbewahren und innerhalb einiger Tage verbrauchen.

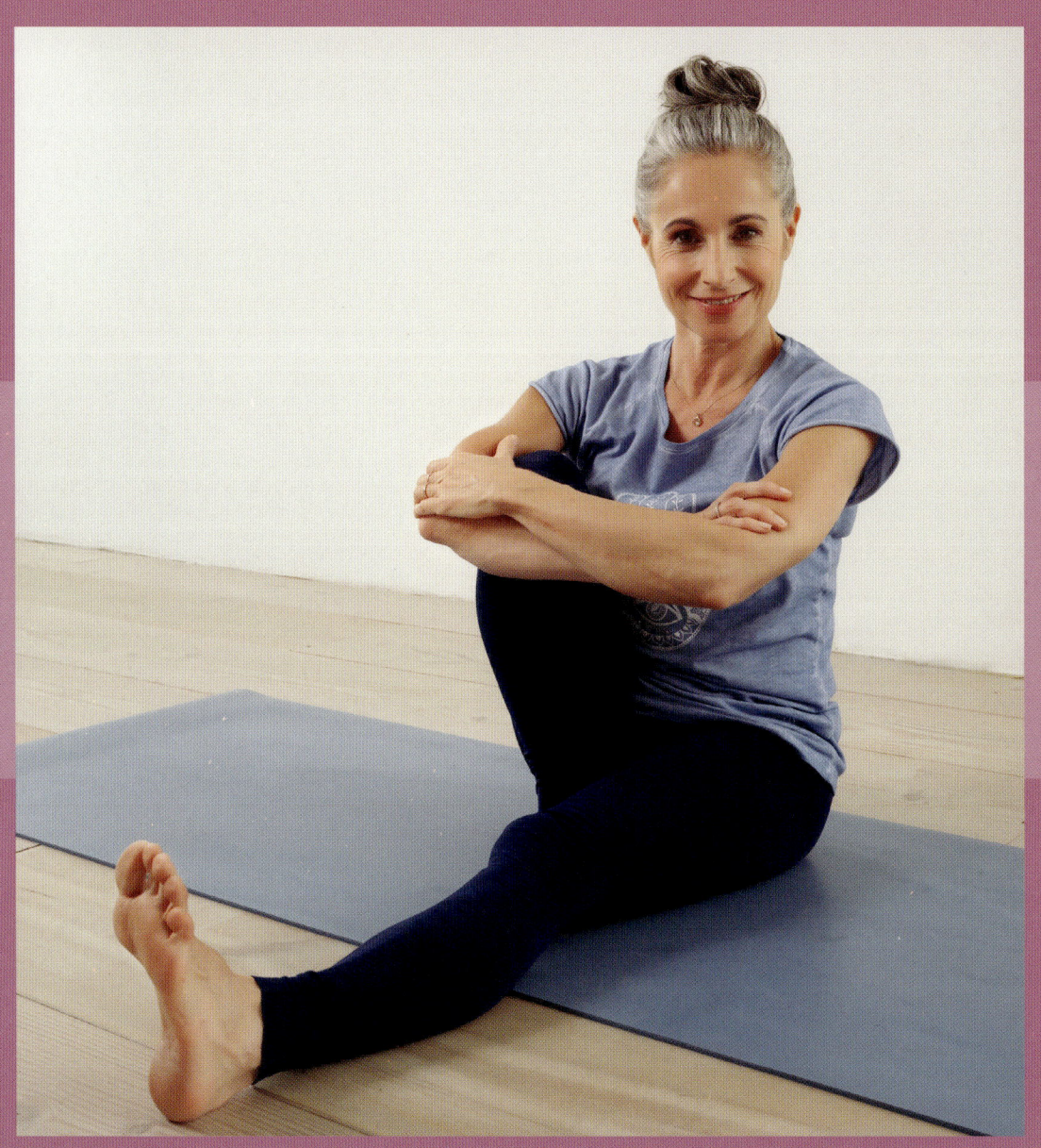

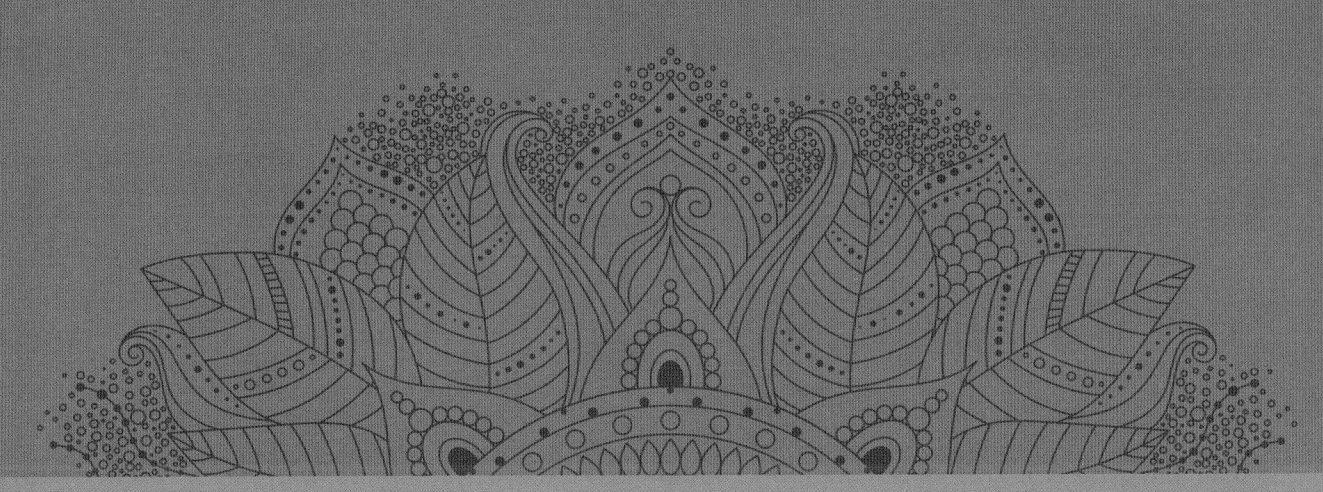

Flows

Der Sonnenaufgang ist der optimistischste Zeitpunkt des Tages: Die Vögel singen, die Natur ruht in sich und wirkt ausgeschlafen, langsam wird es hell und warm, die Welt erwacht. Der beste Grund, um aus den Federn zu kriechen, zuversichtlich nach vorne zu blicken und aktiv zu werden. Carpe diem!

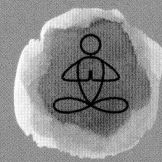

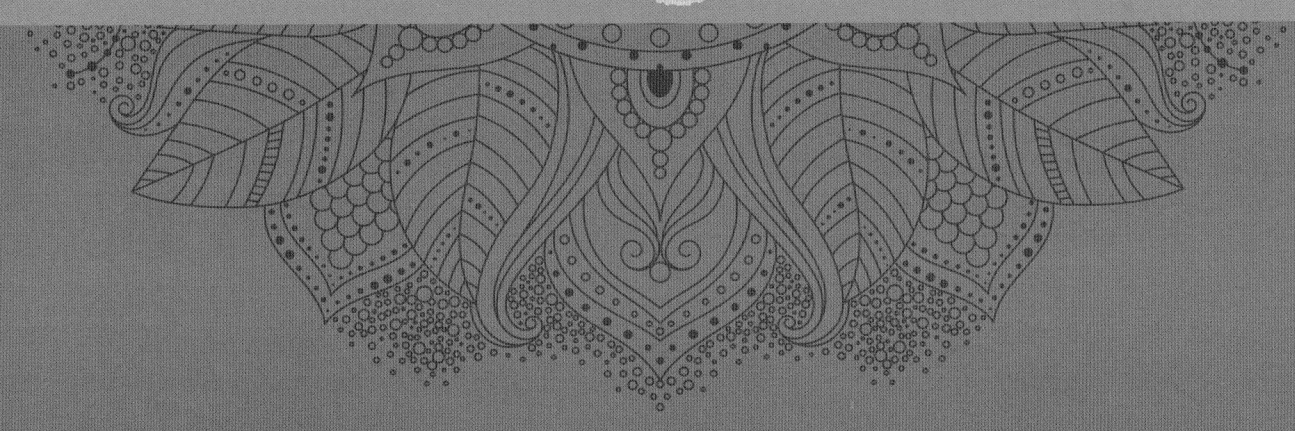

Energy-Flow 1

Bringen Sie Schwung in Ihren Alltag und üben Sie diesen Energy-Flow, wann immer Sie Freude an kraftvoller Bewegung verspüren. Wiederholen Sie die Abfolge 3–5 Mal oder so oft Sie mögen und über ausreichend Energie verfügen.

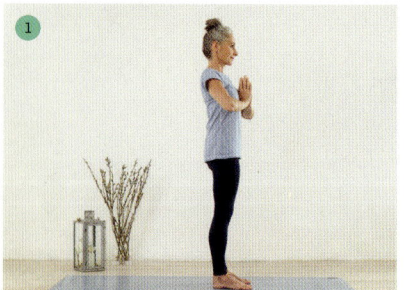

Berghaltung S.117

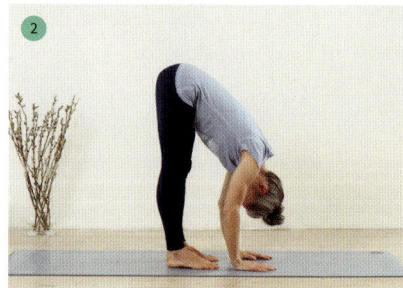

Stehende Vorbeuge S.119

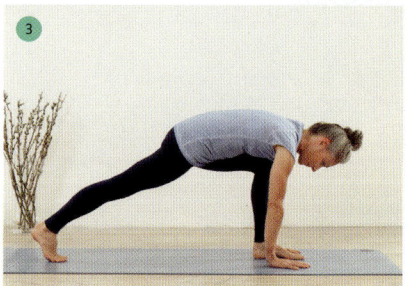

Ausfallschritt S.120

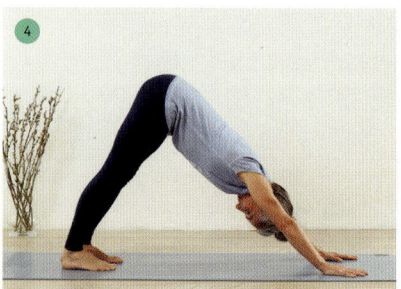

Nach unten schauender Hund S.121

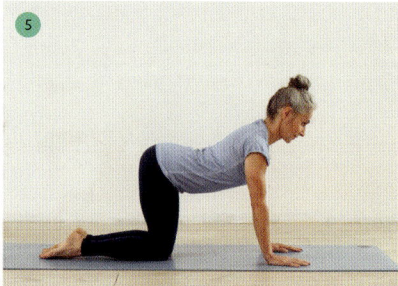

Katze/Kuh S.116

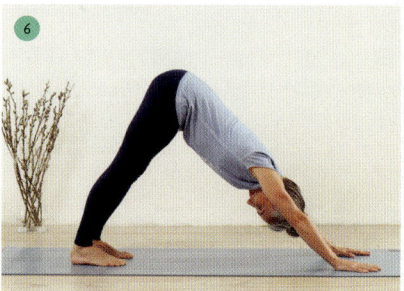

Nach unten schauender Hund S.121

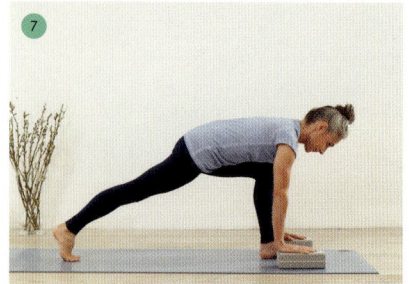

Ausfallschritt S.125

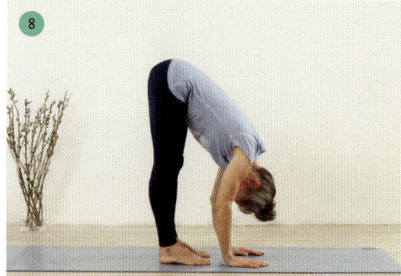

Stehende Vorbeuge S.119

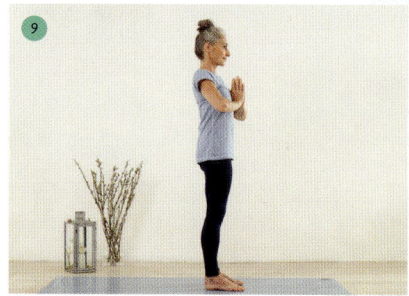

Berghaltung S.117

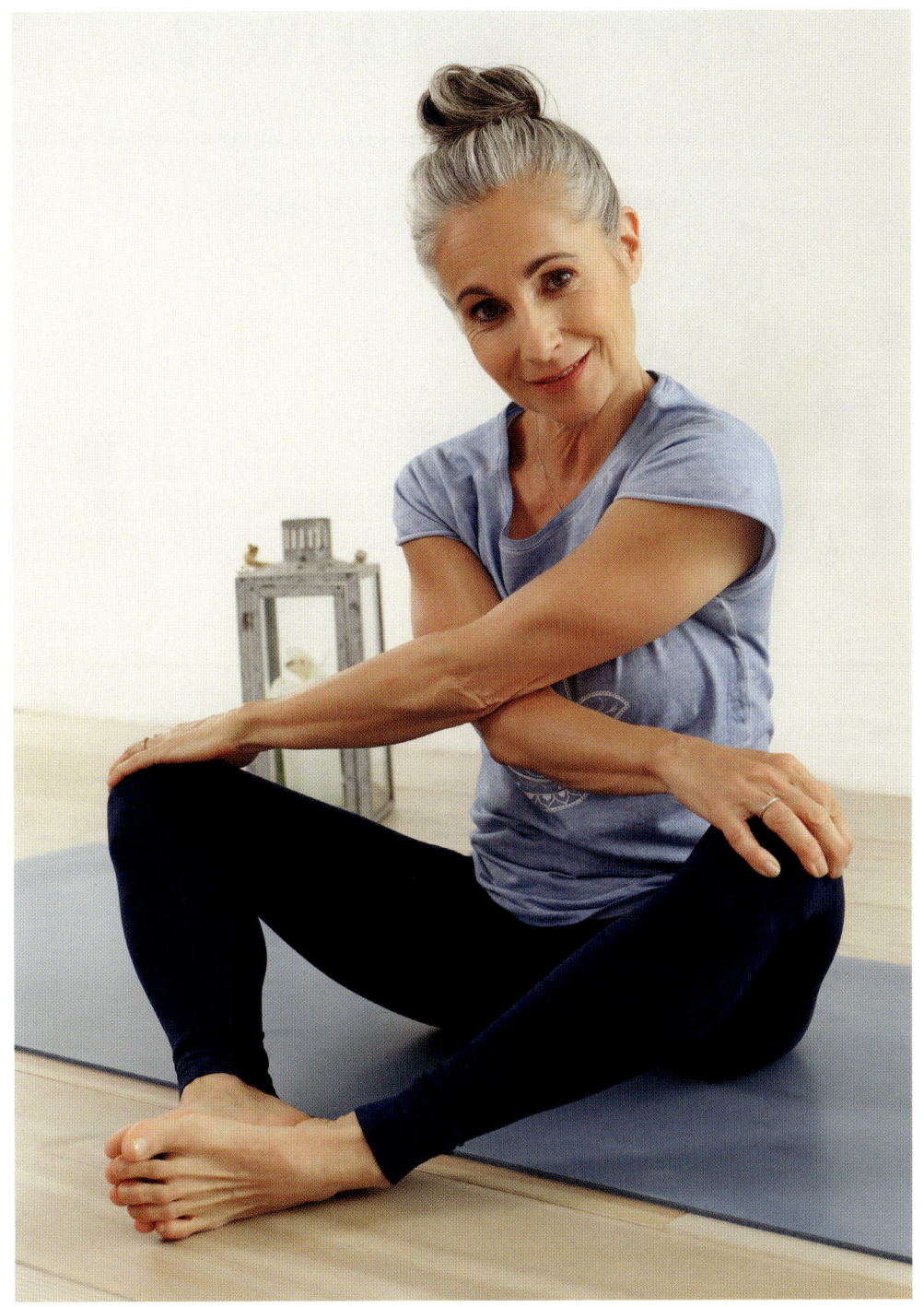

Energy-Flow 2

In der Lebensmitte in Balance zu bleiben, bedeutet einen festen Standpunkt zu finden und stabil auf beiden Beinen zu stehen. Üben Sie Balancen, auch wenn Ihre Welt mal kopfsteht. Wiederholen Sie die Abfolge 3–5 Mal oder so oft Sie mögen.

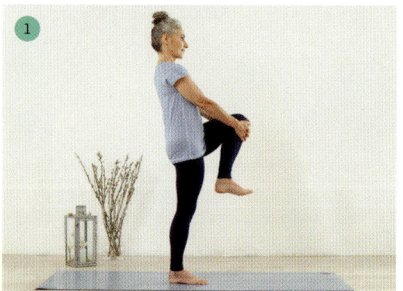

Oberschenkeldehnung

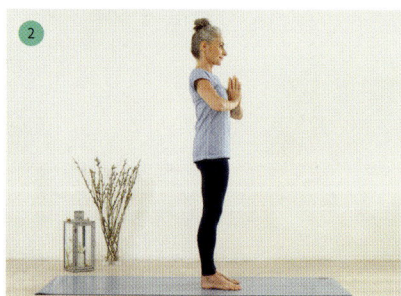

Berghaltung S.117

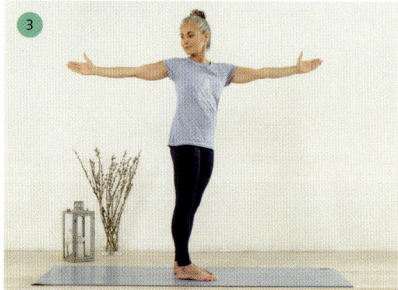

Drehen mit Armbewegung nach rechts

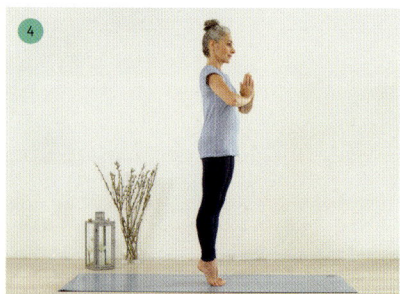

Zehenspitzenstand S. 126

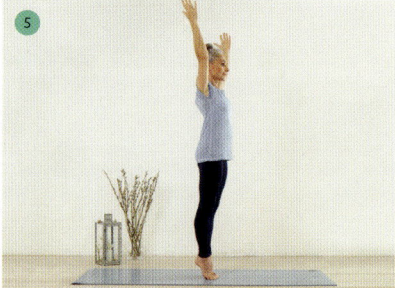

Variation mit gehobenen Armen S. 126

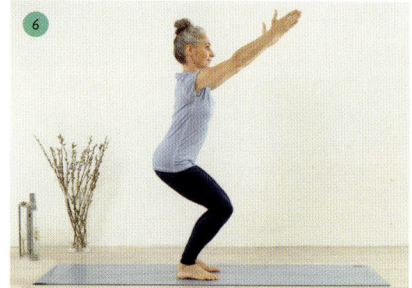

Stuhlhaltung S.118

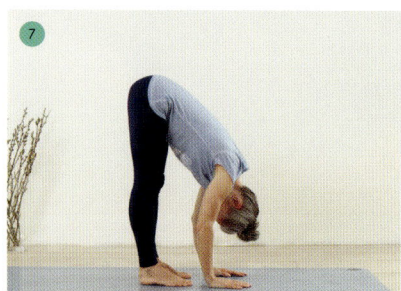

Stehende Vorbeuge S.119

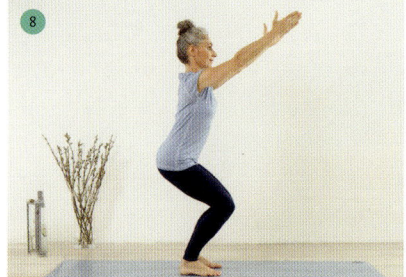

Stuhlhaltung S.118

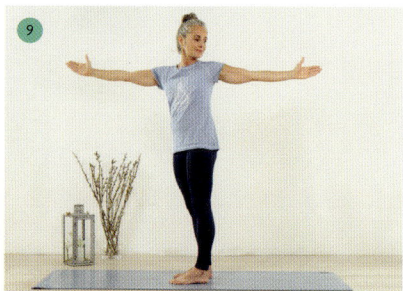

Drehen mit Armbewegung nach links

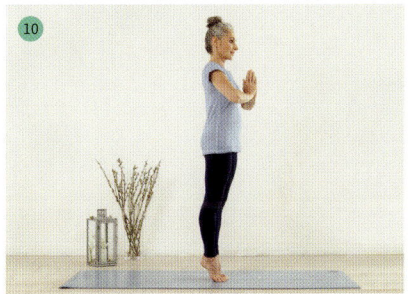

Zehenspitzenstand S. 126

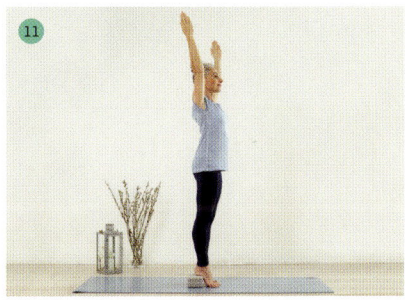

Variation mit gehobenen Armen
S. 126

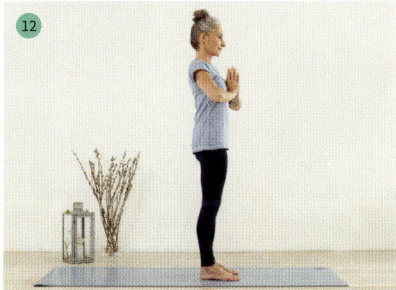

Berghaltung S.117

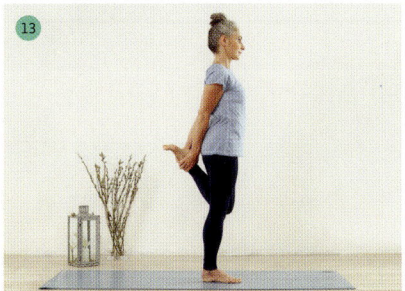

Oberschenkeldehnung

Variationen

Variieren Sie Ihre Flows: kräftigen, dehnen, zentrieren, fokussieren, balancieren – transformieren! Finden Sie für sich die passende Übungssequenz, maßgeschneidert auf Ihren Alltag und Ihre Bedürfnisse. Wiederholen Sie die Abfolgen so oft Sie mögen.

Energy-Flow 3

Üben Sie mit Freude an den fließenden Bewegungsabläufen und mit Hingabe an Ihre Praxis. Wiederholen Sie die Abfolge 3–5 Mal oder so oft Sie mögen.

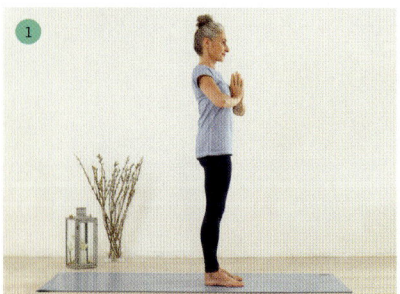

Berghaltung S.117

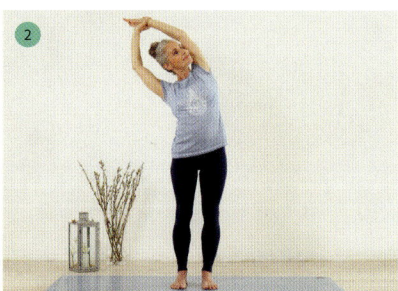

Seitbeuge rechts

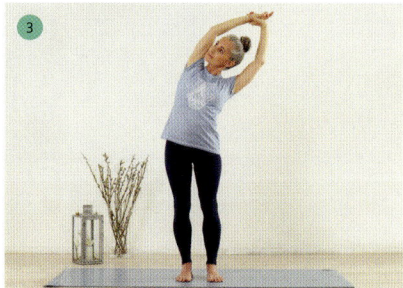

Seitbeuge links

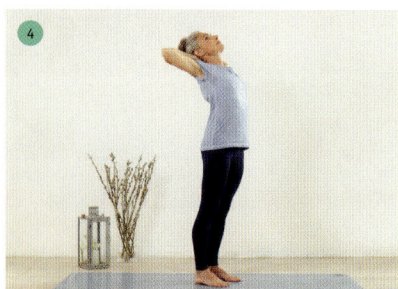

Hände verschränkt am Hinterkopf: Rückbeuge stehend

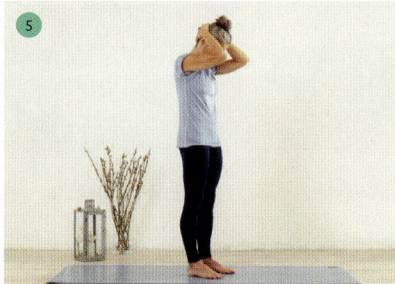

Hände verschränkt am Hinterkopf: Nackendehnung

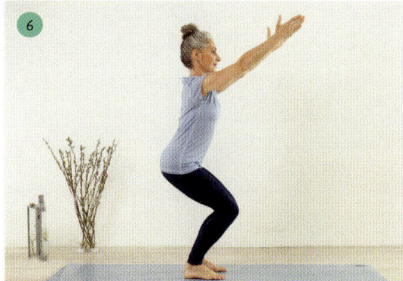

Stuhlhaltung S.118

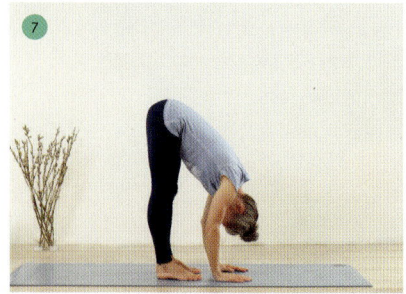

Stehende Vorbeuge S.119

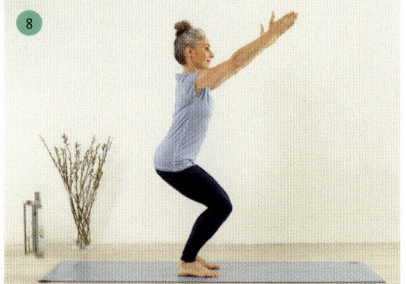

Stuhlhaltung S.118

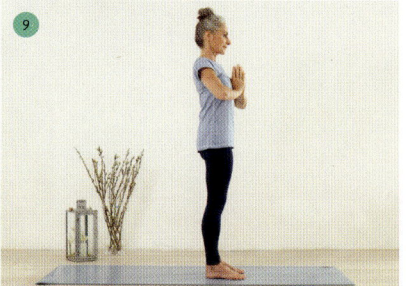

Berghaltung S.117

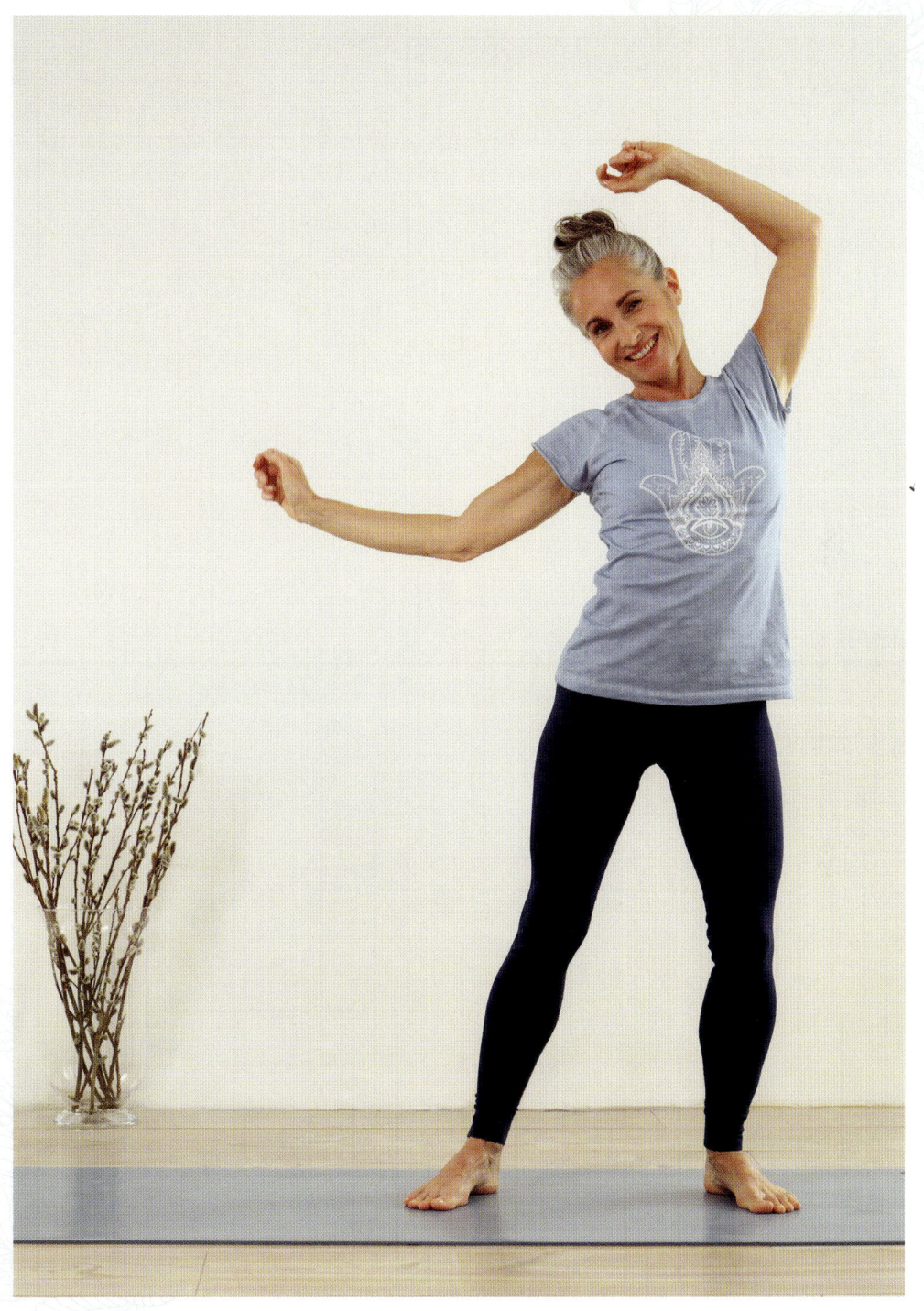

Happy Aging
& natürliches Wellbeing

Authentisch & schön

Hand aufs Herz: Falten sind überhaupt nicht sexy und können uns stimmungsmäßig richtig runterziehen. Ein Übermaß an Strahlung und UV-Licht, Stress, Nikotin, Heizungsluft, Medikamenten, Alkohol und freien Radikalen beziehungsweise Toxinen aus Nahrung, Umwelt, Kosmetik- und Pflegeprodukten sowie zu wenig Flüssigkeit, frische Luft, Bewegung, Vitamine und Schlaf lassen uns schneller altern.

Bevor Sie sich gleich die Botox-Spritze verabreichen lassen, wägen Sie ab, was Sie auf natürliche Weise für Ihr Hautbild tun können. Mit der Hormonumstellung sollten Sie Ihre Pflegeprodukte an die Bedürfnisse der reiferen Haut anpassen. Setzen Sie auf eine qualifizierte fachliche Beratung und schadstofffreie Pflege: Ein Spray spendet Feuchtigkeit, ein geruchsneutrales Mandelöl glättet, und ausreichend Wasser, über den Tag verteilt getrunken, boostert die Haut. Natürlich können Gesichtsmassagen und -akupressuren sowie Entspannungstechniken das Rad der Zeit nicht zurückdrehen, aber definitiv kleine Wunder bewirken.

Auch zum Erhalt Ihrer natürlichen Schönheit hat das Baukasten-Prinzip von Midlife-Yoga Übungen parat. Portionieren Sie Ihre Schönheitsrituale in kleine tägliche Dosen und wechseln Sie intuitiv die Übungen ab. So vermeiden Sie eine lähmende Routine, die dem Ganzen womöglich ein baldiges Ende setzt, ehe Sie vom Ergebnis profitieren. Zudem können Sie - je nach Zeit und Laune - dieses Natural Lifting um eine Pflegemaske, ein Peeling oder Gesichtsdampfbad ergänzen. Bevor es losgeht, die Hände waschen und das Gesicht gründlich reinigen.

Übungen
für die Schönheit

Hals

Legen Sie einen Handrücken unter das Kinn und drücken Sie es sanft nach oben. Drücken Sie dann das Kinn gegen den Widerstand nach unten. 3–5 Mal wiederholen, so werden die Muskeln der ganzen Halsvorderseite gekräftigt.

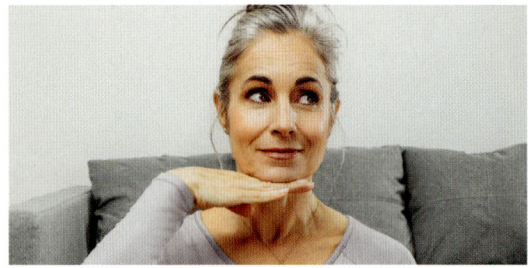

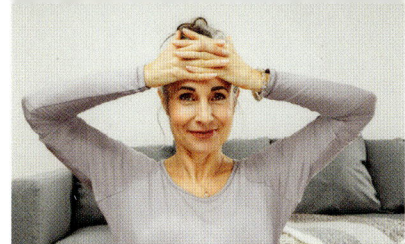

Kinn

Die verschränkten Hände vor die Stirn legen, die Ellbogen zeigen nach außen. Das Kinn kräftig nach unten drücken und zugleich mit den Händen einen Widerstand bieten, dabei den Kopf aufrecht halten und die Schultern nicht hochziehen. Lassen Sie dabei die Lippen und den Kieferbereich entspannt, anstatt Mund und Zähne zusammenzupressen. Nach etwa 10 Sekunden loslassen.

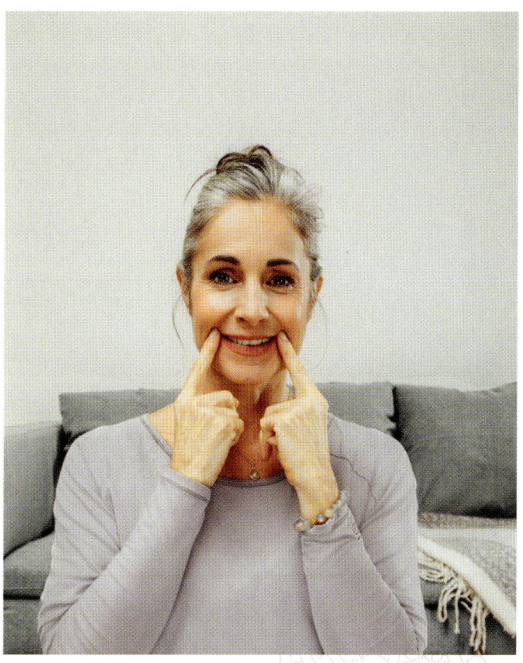

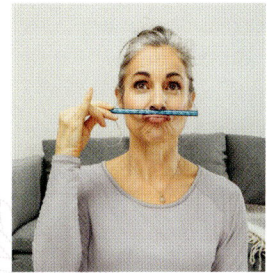
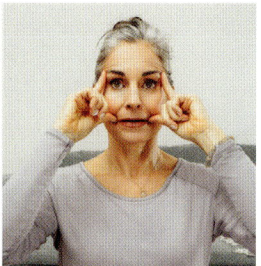

Lippen

▶ Legen Sie einen Bleistift quer über die Oberlippe, halten Sie ihn fest und ziehen Sie eine »Schnute« (Oberlippe anziehen).

▶ Legen Sie die Daumen in die Mundwinkel und die Zeigefinger an den äußeren Augenbrauenrand. Dann ziehen Sie die Haut nach hinten.

▶ Nehmen Sie die Oberlippe zwischen die Daumen und Zeigefinger und dehnen Sie sie nach außen unten. Dabei ziehen Sie die Oberlippe gegen den Widerstand der Finger zurück. Nach einigen Sekunden loslassen.

▶ Nehmen Sie einen Teelöffel zwischen die Lippen und bewegen Sie dessen Stiel mit dem Unterkiefer und den Lippen etwa 5–10 Mal auf und ab.

Wangen

▶ Lächeln Sie und legen Sie dabei die Zeigefinger an die Mundwinkel, ziehen Sie diese dann nach oben Richtung Jochbein. Diese Übung verhindert, dass sich die Mundwinkel im Laufe der Zeit nach unten ziehen.

▶ Die Zeigefinger in die Mundwinkel legen und mit den Daumen die Nasolabial-Falte von unten nach oben ausstreichen.

▶ Die Fingerkuppen jeweils an den Schläfen sowie unterhalb der Wangenknochen ansetzen und die Gesichtshaut sanft zurückziehen.

Wiederholen Sie alle Übungen 3–5 Mal.

Augenpartie

▶ Mit Zeigefingern und Daumen eine »Fingerbrille« um die Augen formen und die Haut auseinanderziehen. Ein paarmal gegen den Widerstand blinzeln zur Kräftigung der Augenringmuskulatur.

▶ Mit den Zeigefingern sanft die Haut ausstreichen, von der Nasenwurzel ausgehend über Augenbrauen bis zu den Schläfen.

▶ Die Daumenkuppen in die inneren Augenhöhlen legen und sanft auf der Stelle kreisen.

▶ Die Augen weit aufreißen, ohne die Stirn zu runzeln.

▶ Die Kuppen der jeweils drei mittleren Finger mit sanftem Druck unter die Augen auf die Jochbeine legen, dabei die Unterlider hochziehen. Das stimuliert die Durchblutung und den Lymphfluss.

▶ Sanft die Augenbrauen mittels Zeigefinger und Daumen vom Schädel wegzupfen, um die Durchblutung anzuregen.

Wiederholen Sie alle Übungen 3–5 Mal.

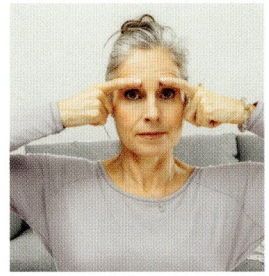
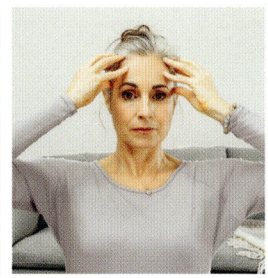

Schläfen und Stirn

▶ Legen Sie die Zeigefinger mittig auf die Augenbrauen und ziehen Sie diese gegen den Widerstand der Finger fest zusammen. Anschließend die Augenbrauen ausstreichen.

▶ Die Fingerkuppen an den Haaransatz legen und mit sanftem Druck auf der Stelle kreisend massieren, um Verspannungen zu lösen und die Durchblutung anzuregen.

▶ Die Kopfhaut an der Stirn mit den Fingerkuppen nach hinten schieben und gegen diesen Widerstand die Augenbrauen nach unten ziehen.

▶ Die Hände an die Schläfen legen und die Kopfhaut sanft nach hinten bewegen.

Wiederholen Sie alle Übungen 5–10 Mal.

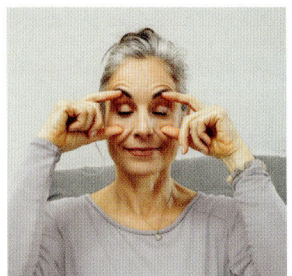
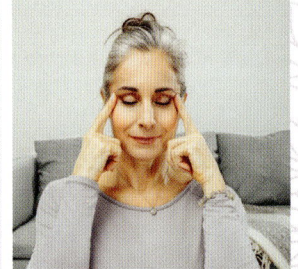
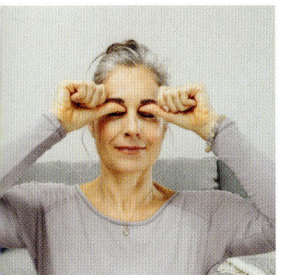
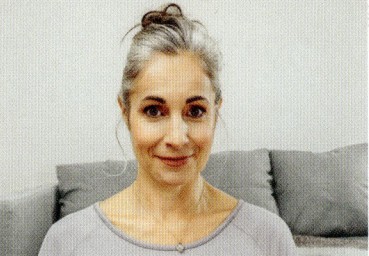

Weitere Übungen

▶ »Gesicht waschen«: mit den Händen sanft übers Gesicht reiben, dabei eventuell ein Hautöl verwenden.

▶ Zupfen Sie die Gesichtshaut sanft – von der Mitte nach außen, vom Jochbein bis zum Gesichtsrand sowie entlang von Stirn und Nasenrücken.

▶ Das Gesicht klopfen: mit den Fingern die Gesichtshaut sanft beklopfen, auch die Kopfhaut einbeziehen.

▶ Löffel in den Kühlschrank legen und mit deren Rückseiten die Wangen und Stirn ausstreifen; mit kalten Löffeln die Augendeckel kühlen, um Schwellungen abklingen zu lassen.

▶ Mit den Augen von weit rechts unten nach weit

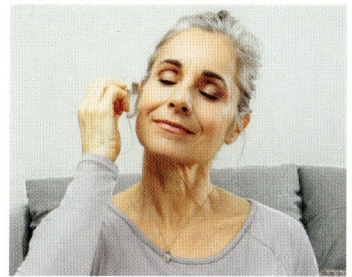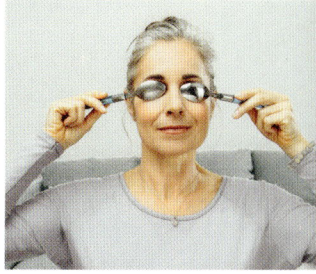

links oben und weit rechts oben nach weit links unten schauen. Mehrmals wiederholen, dann einige Male in beide Richtungen kreisen.

▶ Halten Sie den Zeigefinger etwa 10 cm vor die Nasenspitze und fokussieren Sie den Blick auf dessen Spitze (schielen), während sich der Finger auf eine Distanz von etwa 20 cm weg- und wieder zurückbewegt. Mehrmals wiederholen.

Übungen für Schultern und Nacken

▶ Wenden Sie den Kopf abgesenkt im Halbkreis von Schulter zu Schulter.

▶ Die rechte, die linke, beide Schulter(n) heben und nach hinten unten loslassen.

▶ Das Kinn zurückziehen, dabei einen langen Nacken machen und halten.

▶ Fingerspitzen auf die Schultern legen und Ellbogen und Schultern kreisen lassen (in beide Richtungen).

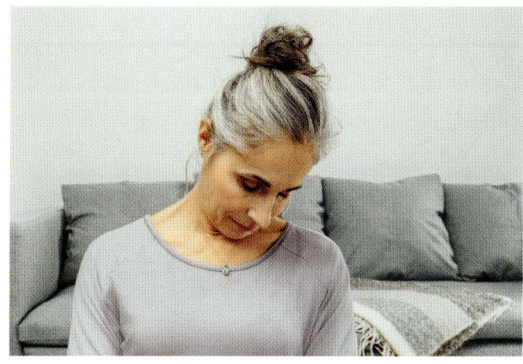

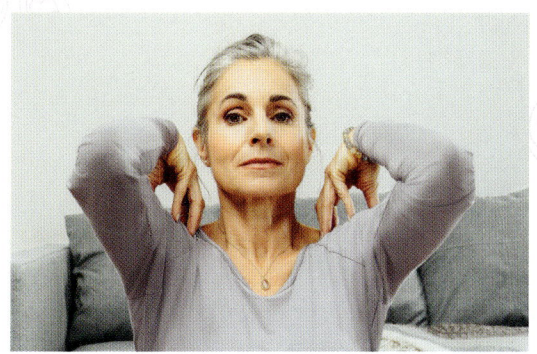

▶ Sich selbst umarmen, dabei die Hände auf den Schultern ablegen, dann die Arme weit öffnen und heben, Seiten abwechseln.

Wiederholen Sie alle Übungen 5–10 Mal.

Schönheit – natürlich selbst gemacht!

Olivenöl-Honig-Ei-Haarkur

Aus 1 Bio-Ei, 1 TL Imker-Honig und 2 EL nativem Bio-Olivenöl eine Haarkur herstellen: Die Zutaten gut miteinander vermischen und in das handtuchtrockene Haar einmassieren. Dann eine Duschhaube aufsetzen und die Kur 15 Minuten einwirken lassen. Anschließend alles mit reichlich lauwarmem Wasser ausspülen.

Feuchtigkeitsspray

Aus 1 TL grünem Bio-Tee, ½ Bio-Gurke, 1 TL Aloe-vera-Gel und 100 ml destilliertem Wasser eine Mischung zubereiten:

▸ Eine Tasse grünen Tee kochen und anschließend abkühlen lassen.
▸ Die Gurke waschen, in kleine Stückchen schneiden und pürieren. Das Gurkenmus durch ein feines Sieb oder Tuch abseihen und die Flüssigkeit in einer Schale darunter auffangen. Den Saft aus dem Mus gut herausdrücken.
▸ Den abgekühlten grünen Tee in eine Sprühflasche füllen. 1 TL Gurkensaft und 1 TL Aloe-vera-Gel hinzugeben.
▸ Im Kühlschrank hält das Spray 2–3 Tage. Vor Gebrauch schütteln.

Ganzkörper-Peeling

Je nach Bedarf zwei Teile Zucker (1 kleine Tasse) und ein Teil natives Olivenöl ½ Tasse) vermischen und auf den Körper auftragen, dabei Hals, Gesicht und Schambereich aussparen. Mit sanft kreisenden Bewegungen etwa 2 Minuten die Haut massieren. Anschließend duschen und die samtweiche Haut genießen.

Maske gegen trockene Haut für Gesicht, Dekolleté und Hals

Aus ½ Bio-Avocado, 1 TL Bio-Zitronensaft und 1 Bio-Eiweiß eine Maske herstellen: Die Avocado von Kern und Schale befreien und das Fruchtfleisch pürieren. Währenddessen zunächst 1 TL Zitronensaft, dann das Eiweiß untermixen. Die Masse nach gründlicher Hautreinigung auf Gesicht, Dekolleté und Hals geben und etwa 15 Minuten einwirken lassen. Anschließend mit ausreichend Wasser reinigen. Danach sollte sich die Haut weich und natürlich geboostert anfühlen.

Beruhigendes Fußbad am Abend

Ein paar Tropfen reines Lavendelöl in warmes Wasser geben und die Füße darin etwa 10 Minuten baden. Anschließend die Füße mit Lavendel-Körperöl oder -Lotion einmassieren und wärmende Wollsocken anziehen.

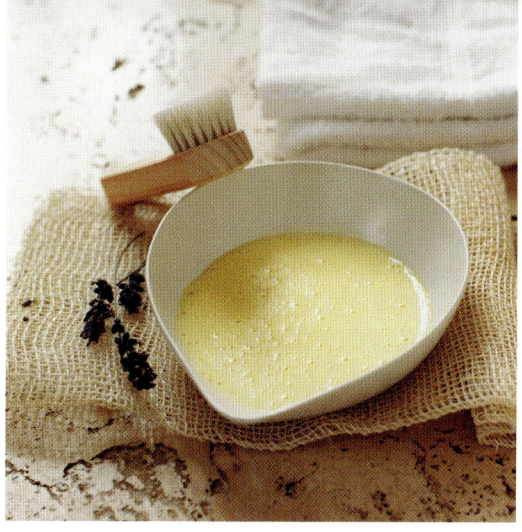

Handmaske

6 EL Speisequark, 1 Bio-Eigelb, 3 EL Mandelöl vermischen und die Hände damit bestreichen. Etwa 15 Minuten einwirken lassen.

Tipp: Farbloses Henna kräftigt das Haar, gibt Struktur und Glanz.

Meine Top 10 für Gesundheit, Wohlbefinden & Schönheit

▸ Viel Schlaf: möglichst vor 23 Uhr ins Bett gehen, ein gut gelüfteter Raum trägt zu einem tiefen, regenerativen und erholsamen Schlaf bei.

▸ Ausreichend trinken: morgens 1 l warmes Wasser mit dem Saft von ½ Bio-Zitrone und ein paar Scheibchen Bio-Ingwer langsam trinken. Anschließend 1 Stunde nichts essen. In diesen Zeitraum lässt sich Ihre individuelle Midlife-Yoga-Praxis einbauen.

▸ Nach dem Aufstehen die Zunge mit einem Metallschaber reinigen und 5–10 Minuten mit Bio-Sonnenblumenöl Ölziehen praktizieren.

▸ Morgens die Haut trocken bürsten, außerdem 100 Bürstenstriche fürs Haar.

▸ Intermittierendes Fasten, auch als Intervallfasten bekannt: Auf Phasen der normalen Nahrungsaufnahme folgen Phasen, in denen man keine Nahrung zu sich nimmt. Gängig sind 16:8, d.h. 16 Stunden Fasten und 8 Stunden normale Nahrungsaufnahme, aber auch andere Intervalle sind möglich. Daher möglichst nach 17 oder 18 Uhr nichts mehr essen und erst am Morgen ab 9 Uhr frühstücken.

▸ Ausreichend Ballaststoffe: mindestens einmal pro Woche Eintopf aus Bio-Mung-Bohnen, täglich entweder 1 EL Bio-Leinsamen, 1 TL Bio-Flohsamenschalen mit viel Flüssigkeit oder 6 Chlorella-Tabs (jeweils 2 zu den Hauptmahlzeiten) zu sich nehmen.

▸ Ausgewogene und regelmäßige Ernährung: bevorzugt regionale, biologische, vorwiegend pflanzliche Produkte, kombiniert mit Nahrungsergänzungsmitteln und guten Ölen zu sich nehmen. Verzichten Sie auf Kaffee, schwarzen Tee und Alkohol im Alltag.

▸ Bewegung drinnen und draußen – lieber Kurzprogramme à 20–30 Minuten als nichts tun: Yoga, Joggen, Radeln, Fitness, Schwimmen, Wandern, Tanzen, Seilspringen, Spaziergänge, oder was Sie sonst gern tun, betreiben.

▸ Zeit mit Menschen verbringen, die Ihnen am Herzen liegen und mit denen Sie lachen können.

▸ So oft es geht: raus aus der Stadt und rein in die Natur – allein oder begleitet von motivierten Zwei- und Vierbeinern!

Authentisch leben

Rituale des Lebens – aus den eigenen Ressourcen schöpfen

Das große Pfund gegen den zu erwartenden Stimmungs-Blues in der Lebensmitte, das wir selbst in der Hand halten, sind die Ressourcen, die wir uns im ersten Kapitel unserer Biografie erarbeitet haben. Die folgenden »Big Five« bilden nach den erfüllten Grundbedürfnissen die Fundamente, die uns stabilen Halt geben:

▶ Freunde und Familie
▶ Liebe und Intimität
▶ Beruf und Selbstverwirklichung
▶ Gesundheit und Sinnerfüllung
▶ Natur und Reisen

Ein authentisches Leben ist ein Leben mit Gebrauchsspuren – inklusive Kratzern, Rissen und Flecken auf der Fassade. Wer intensiv gelebt hat, kommt wohl nicht ohne gebrochenes Herz, Sinnsuche, Pubertätspickel, Karriereknick, Lebenskrise, Lach- und Sorgenfalten davon. Der Sonnengruß im Yoga ist eine wunderbare Metapher für das Auf und Ab unseres Da-Seins: immer wieder aus eigener Kraft und manchmal mühevoll aufrichten, sicher auf die Füße kommen und fest auf beide Beine stellen. Dort angekommen starten wir nach einmal Durchatmen mit Schwung, Freude und Energie durch – auf eine weitere Runde. Wer weiß schon, was als Nächstes kommt – und vor allem: Wie es kommt? Im Hier und Jetzt des Augenblicks befinden wir uns quasi mitten im Auge des Hurrikans. Wir atmen ein und aus ... und machen uns erst mal ein Bild, wo wir gerade stehen.

Integration – die Mitte finden

▶ Arbeiten Sie Ihre ganz persönlichen »Big Five« aus. Machen Sie sich zu den fünf Punkten Notizen, listen Sie auf, was Körper, Geist und Seele stark, schön, sinnlich und vor allem zufrieden macht. Stellen Sie sich dazu einfach vor, mit wem Sie herzlich lachen oder Ihren Kummer teilen können, neben wem Sie sich im Schlaf entspannen oder während des Urlaubs wohlfühlen, was Ihnen Appetit aufs Leben – in jeder Beziehung – macht, was mit Ihren Werten Hand in Hand geht und einen echten Sinn ergibt. Seien Sie aufrichtig mit sich: Es geht schließlich um Ihr Leben!

▶ Malen Sie als Nächstes ein kreisrundes Tortendiagramm auf ein Blatt Papier, das in fünf große Stücke für die fünf Kategorien unterteilt ist. Fügen Sie in jede Kategorie kleine Segmente für die in die jeweilige Kategorie passenden Punkte auf Ihrer Liste ein. Markieren Sie nun jene Bereiche farbig, die Sie wirklich leben: Hobbys, Spaziergänge in der Natur, die Seelenverwandten in Ihrer Familie, Ihre Freunde und Ihr Partner, Ihre Kinder, Ihr Kater, Reisen, Sport, Beruf, Gesundheit, Singkreis, Wandergruppe, Literaturzirkel, Theater, Kaffeekränzchen ... Verwenden Sie möglichst für jeden Aktivposten einer Kategorie eine andere Farbe.

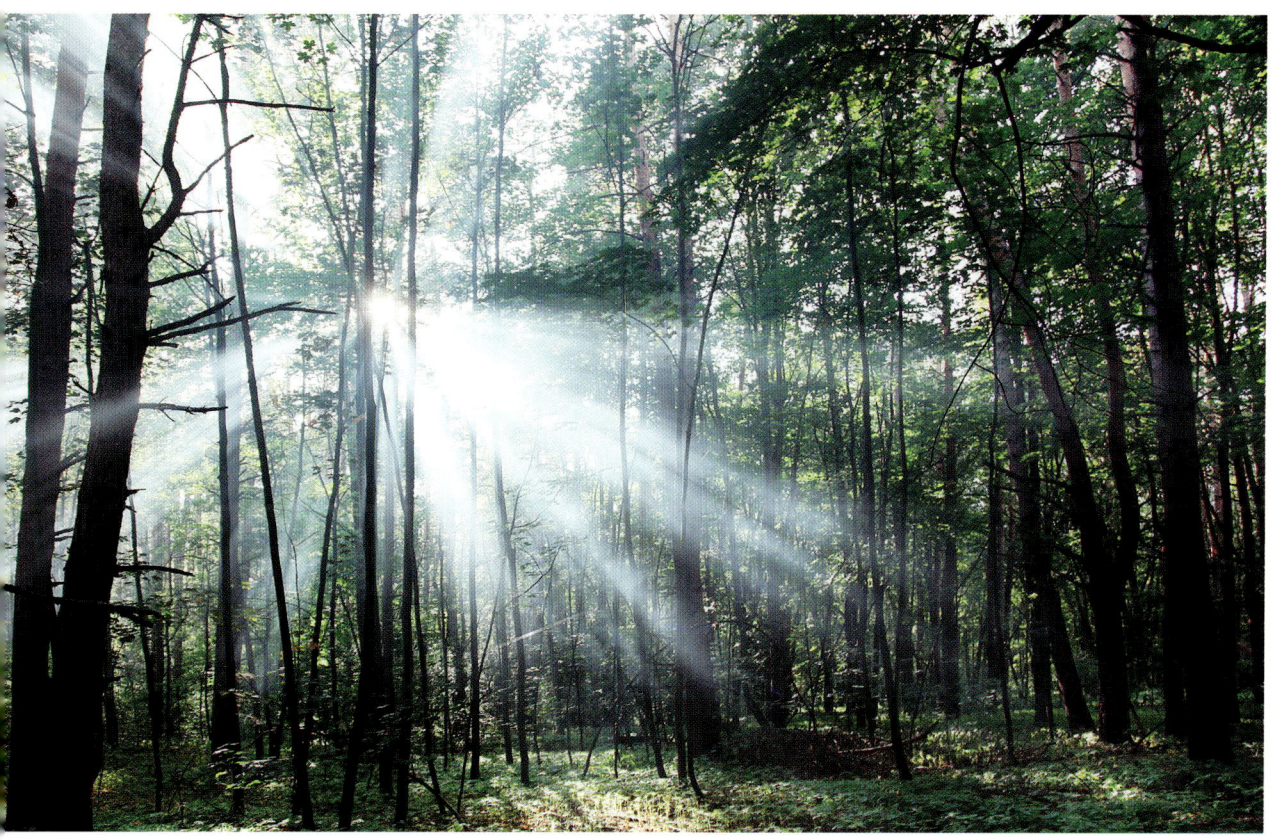

»Wer einmal sich selbst gefunden hat, der kann nichts auf dieser Welt mehr verlieren. «

STEFAN ZWEIG

Wenn Sie beispielsweise viele Beziehungen pflegen, dann wird in der Kategorie »Freunde und Familie« wohl ein schillernder Regenbogen entstehen – je bunter, desto besser. Vielleicht sind aktuell die Bereiche Beruf und Familie – farbig erkennbar – überproportional repräsentiert. Dann beanspruchen diese Segmente zu viel »Sahne« von der Torte Ihrer Möglichkeiten und nehmen Ihrem Diagramm – Ihrem Leben! – die farbenfrohe und inspirierende Vielfalt.

> *»Am Ende deiner Reise wirst du nicht gefragt:*
> *Bist du ein Heiliger geworden? Oder:*
> *Hast du für das Heil der Menschen gekämpft?*
> *Die einzige Frage, die du zu beantworten hast,*
> *ist: Bist du du selbst geworden?«*

LAOTSE

Angekommen – der Kreis schließt sich

Sie sehen nun klar, welche Lebensbereiche ausgefüllt sind und wo dringend Farbe erforderlich ist. Dieses Verfahren dient zunächst dazu, um Ihnen schwarz auf weiß die Ausgewogenheit oder eben Unausgewogenheit Ihrer Ressourcen vor Augen zu führen. Farbige Felder stehen – oder stünden – für Lebensqualität. Seien Sie kritisch und wählerisch: Erinnern Sie sich an Lieblingsmusikstücke, -filme und -bücher, überlassen Sie sich Ihren erotischen Fantasien, stellen Sie sich vor, was Sie für Ihre Gesundheit tun können, welche Sportarten Sie mögen, welche Länder Sie bereisen wollen, ob Sie mehr Luxus brauchen oder Entspannung, welche Lebensträume noch gelebt werden wollen, bilanzieren Sie ehrlich, wie es um Ihre Beziehung steht ... Sie werden auf diese Weise spüren, wer und was in Ihr Leben passt – oder nicht. Als Ressource dient nicht, was Sie aus reinem Pflichtbewusstsein oder gewohnheitsmäßiger Routine leisten. Dies spendet keinerlei kreative Energie. Was begeistert Sie? Wovon träumen Sie? Worauf haben Sie Lust? Was stillt Ihren Lebenshunger und speist Ihre Akkus? Machen Sie sich klar: Ihre Ressourcen-Liste wird zum Rettungsanker, wenn die Wellen hochschlagen.

Happy go lucky!

Möglicherweise ist jetzt eine gute Zeit, um (wieder) mit dem Tagebuchschreiben zu beginnen. Oder an sich selbst einen aufrichtigen Liebesbrief zu verfassen, der kompromisslos Ihr Allerbestes aufs Blatt bringt, und per Post an sich selbst zu schicken. Auch die Morgenseiten sind ein wunderbares Ritual zur Klärung und Einsicht: einfach morgens ein bis drei Seiten lang drauflosschreiben, ohne auf Stil, Grammatik und tiefere Botschaften zu achten – Ihr Gedankenstrom steht im Fokus. Blicken Sie ungeschminkt in den Spiegel und zeigen Sie sich Ihr wahres Gesicht. Werden Sie sich selbst zur aufmunternden, unterstützenden und ziemlich besten Freundin. Sie haben es weitgehend in der eigenen Hand, ein zufriedenes Leben zu führen. Die sechs

»Glücksfaktoren« haben laut der amerikanischen Psychologin Sonja Lyubomirsky zufolge ihre Quelle primär in folgenden Fähigkeiten:

- Dankbarkeit
- Positives Denken
- Beziehungsfähigkeit
- Stressbewältigung
- Achtsamkeit
- Hingabe
- Selbstfürsorge

Üben Sie sich darin, facettenreich zu sein! Wenn Sie eine Fülle ausmacht, gewinnen Sie an Ausstrahlung, werden durch die eigene Wertschätzung selbstsicherer, gelassener und toleranter sich selbst und anderen gegenüber. Dies wirkt anziehend und wird Gleichgesinnte auf den Plan rufen. Mit einer Prise Humor und etwas Mut lässt sich die Perspektive wechseln und die Lebensmitte zum Sprungbrett ins sprichwörtliche Best-Ager-Stadium nutzen. Leben Sie authentisch: Seien Sie die, auf die Sie gewartet haben!

She's like a rainbow

Hier eine kleine Auswahl an Übungen für ein buntes Ressourcen-Spektrum.

Dankbarkeit

Formulieren Sie am Ende des Tages oder am frühen Morgen drei Dinge für sich, für die Sie aufrichtig dankbar sind. Auch die kleinen Dinge des Alltags zählen, wie Begegnungen mit Menschen auf der Straße, das Streicheln Ihrer Katze, die Betrachtung von Kunst oder stille Momente in der Natur. Entdecken Sie das kleine Glück des Augenblicks. Der Verstand »programmiert« sich nach etwa einem Monat konsequentem Üben ganz von selbst hin zu einer optimistischeren Lebenseinstellung.

Positives Denken

Überlegen Sie sich eine Sache, die sich erfüllen könnte und dabei hilft, beispielsweise freudvoller, glücklicher, gesünder oder liebevoller zu sein. Formulieren Sie diese Überzeugung als Satz und notieren Sie diesen auf ein Kärtchen, das Sie sich an den Monitor oder Spiegel heften:

- Ich bin es wert, geliebt zu werden.
- Ich bin glücklich.
- Ich bin frei.
- Ich bin gesund.
- Ich bin gelassen.
- Ich bin ...

Beziehungsfähigkeit

Verzetteln Sie sich nicht damit, allen Kontaktpersonen gerecht zu werden. Vergeuden Sie Ihre kostbare Zeit nicht mit anonymen Followern auf sozialen Plattformen. Entscheiden Sie sich für vier, fünf Personen, dann kommt keiner Ihrer echten, realen Freunde zu kurz. Bei Freundschaften kommt es auf das Gefühl der Verbundenheit an. Und das ist nur mit einer begrenzten Zahl an Menschen möglich. Nur echte Beziehungen schenken das Gefühl, aufgehoben, angenommen und angekommen zu sein.

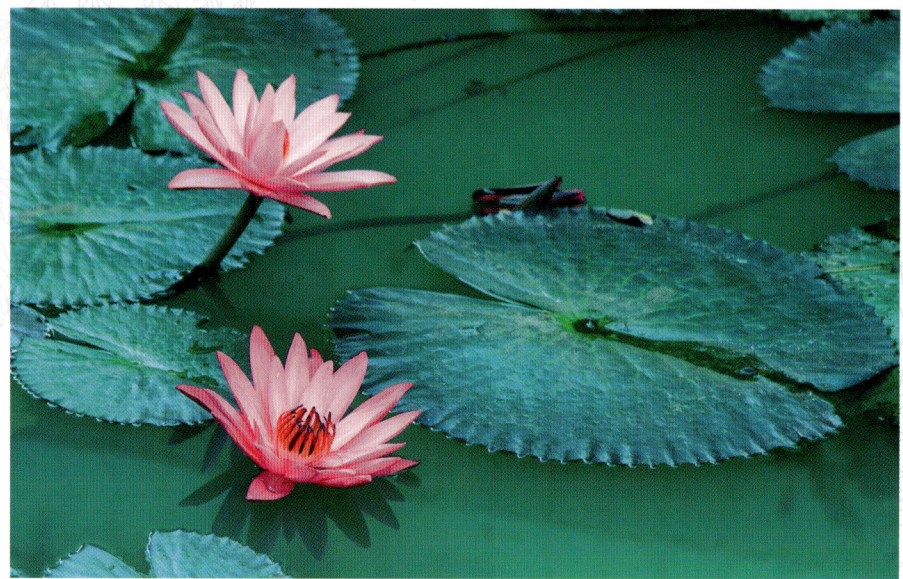

▶ Stressbewältigung

Schreiben Sie 10 Minuten lang auf, was Ihnen zu folgendem Satz einfällt: »Ich setze mich selbst unter Stress, indem ich ...« und überlegen Sie, was und vor allem wie Sie dies ändern können.

▶ Achtsamkeit

Stellen Sie sich 2 Mal am Tag den Wecker und halten Sie jedes Mal, wenn er klingelt, kurz inne: Beobachten Sie, wie Sie sich in diesem Moment spüren, und machen Sie eine »Momentaufnahme«: Fokussieren Sie sich auf Ihren Atem und nehmen Sie ihn bewusst wahr. Versuchen Sie, die Ein- und Ausatmung in einen einheitlichen Rhythmus zu bringen, zum Beispiel im Wechsel auf 4 Takte ein- und auszuatmen, eventuell mit kleinen Pausen dazwischen. Überprüfen Sie Ihre Körperhaltung und -spannung: Bewegen Sie den Unterkiefer, machen Sie ein paar kurze Dehnübungen, schneiden Sie eine Grimasse, rollen

Sie die Augen oder Ähnliches. Spüren Sie nach, wie die Entspannungsübungen auf Sie wirken.

▶ Hingabe

Manchmal hilft es, all jene Tätigkeiten, die uns Zeit abverlangen, als Perlen einer Kette zu betrachten. Jede Perle ist ein Augenblick Ihres wertvollen Lebens – jede einzelne ist kostbar auf ihre eigene und individuelle Weise. Widmen Sie sich immer nur einer Perle und sprechen Sie laut für sich aus: »Ich schreibe jetzt diese E-Mail.« Oder etwa »Ich nehme mir Zeit für die Gartenarbeit.« Indem Sie dieses Ritual ausführen, entwickeln Sie die Gewohnheit, Ihre Tätigkeiten mit Hingabe zu verrichten.

▶ Selbstfürsorge

Anforderungen – von anderen oder an uns selbst gerichtet – sollten uns zur Selbstreflexion ermutigen: Will ich das wirklich? Bin ich tatsächlich die Einzige, die dafür infrage kommt? Wir sollten erst handeln, wenn wir diese Fragen geklärt haben. Das erspart Verpflichtungen und fadenscheinige Kompromisse – und ist letztlich ein Akt der Selbstliebe. Hand aufs Herz: Seien Sie ehrlich und authentisch!

▶ Selbstwert stärken

Sobald Sie sich dabei beobachten, dass Sie negativ über sich und Ihr Leben denken, sagen Sie laut »Stopp!« Fragen Sie sich, ob dieser Gedanke Sie dabei unterstützt, was Sie tun möchten. Überlegen Sie, welcher Gedanke sinnvoller wäre, um weiter klar und kraftvoll zu denken. So verändern Sie allmählich negative Gedankenmuster und Sie kommen in die innere Balance.

▶ Altes loslassen

Genug ist nie genug – deshalb: sich von allem, was überflüssig geworden ist, trennen und nur das Beste und wirklich Nützliche behalten. Aufatmen ... und dann die Kartons und Säcke beispielsweise an karitative Einrichtungen spenden. Oder Give-away-Kartons vor die Haustüre stellen, ein gelesenes Buch in einem öffentlichen Bücherschrank hinterlassen, Kindergärten, bedürftige Nachbarn, Schulen und Bazare mit gebrauchten Dingen beschenken: Das Loslassen von überflüssigen Dingen macht garantiert das Leben leichter und reicher!

▶ Aufbruch wagen

Fertigen Sie eine Liste an mit 20 Orten, die Sie unbedingt in Ihrem Leben sehen möchten. Arbeiten Sie aus, wann und wie lange Sie jeweils dort sein werden, sammeln Sie Bilder und Berichte dazu, suchen Sie Hotels und Unterkünfte, recherchieren Sie im Internet ... und packen Sie Ihre Koffer!

Älter werden, gelassen bleiben

Heute, nachdem ich die Arbeit am Manuskript abgeschlossen habe, war ich mal wieder in »meinem« Park und habe mich diesmal auf Lilos Bank gesetzt, um die Vögel zu beobachten, die sich vorm Herbsteinbruch zum Abflug in den Süden sammeln. Lilos Kegelschwestern haben ihr zu irgendeinem Anlass die Bank-Patenschaft spendiert. Auf einem geschwungenen Messingschild ist die Gravur zu lesen: »Die guten Jahre beginnen, wenn die besten vorbei sind.« Ich schmunzele und stelle mir Lilo als freundliche Rentnerin vor, die auf ihrer Bank am See hin und wieder die Enten füttert oder ein Mittagsschläfchen hält. Vielleicht hat sie einen kleinen Hund und ist etwas rundlich. Sie pflegt ihre Freundschaften, Hobbys und Alltagsrituale, liebt ihre Enkel, hat im Beruf ihre Frau gestanden und ihre Familie als Hausfrau organisiert, ist einmal in der Woche ehrenamtlich tätig, hält sich am liebsten auf der Sonnenseite des Lebens auf und kann auch mal alle Fünfe gerade sein lassen, wenn es dicke kommt. Mit Lilo kann man herzlich lachen, sie ist zuverlässig, mischt sich ein und meldet sich, wenn sie selbst oder andere Hilfe brauchen. Auf jeden Fall wirkt sie zufrieden mit sich und der Welt. Vielleicht lerne ich Lilo einmal kennen. Vielleicht werden wir Parkbank-Freundinnen, denn ich mag Menschen wie Lilo ... und mich. Was auch immer kommt – wir werden auf jeden Fall älter.
Bleiben Sie gelassen!

Register

Vita

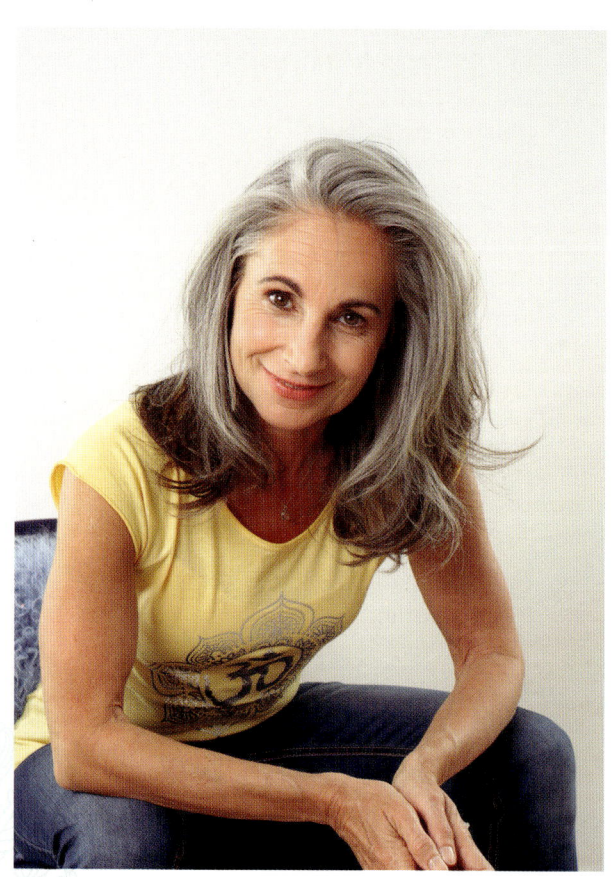

Barbara Decker, geboren 1964, ist von Menschen, Yoga und Büchern fasziniert und machte daher ihre Hobbys kurzum zum Beruf. Sie studierte an der Münchner Ludwig-Maximilians-Universität Germanistik und Persönlichkeitspsychologie und absolvierte eine Dekade später eine Ausbildung zur (krankenkassen-) zertifizierten Yoga-Lehrerin. Inzwischen ist sie auf drei Standbeinen als freiberufliche Lektorin/Autorin, Yoga-Lehrerin sowie Best Ager Model aufgestellt, mit viel Freude an einem aktiven und bewegten Leben.

- MTLA, Forschungstätigkeit (Virologie, LMU) Studium Germanistik und Persönlichkeitspsychologie (LMU)
- Freiberufliche Lektorin / Texterin / Redakteurin / Co-/Autorin
- (Krankenkassen-)Zertifizierte Yoga-Lehrerin: Jivamukti (700 h, Mentor: Dr. Patrick Broome), Yin Yoga (Tanja Seehofer), Traumasensibles Yoga (TSY - Ingradual), Yoga-Therapie (Bitta Börger), Yoga für Gefangene (James Fox), Retreats, Workshops etc.
- Unterrichtet in Yoga-Studios, Firmen, Workshops, Retreats, privat und bei anderen Gelegenheiten
- Best Ager Model (Nivea, FeetUp, Raab Vitalfood, Yoga Journal und andere)
- Homepage: www.barbara-decker.me

Danksagung

Meiner Familie und meinen Freunden sowie allen Wegbegleitern, Lebens(abschnitts)gefährten, Lehrern und Partnern für die gemeinsam erlebte erste Halbzeit bis hinein in die bewegte Lebensmitte ein herzliches Dankeschön, dass ihr mit mir durch dick und dünn gegangen seid. Ich möchte mit euch alt werden und glücklich bleiben.

Dieses Buch widme ich meiner Mutter, Irmgard Oker: Du bist mein Kompass und Anker.

Mit Bettina Rackow-Freitag und Anne Marschall will ich befreundet sein, bis der Tod uns scheidet.

Ein dickes Danke an die geballte Frauen-Power von Dorling Kindersley: Monika Schlitzer, Doreen Wolff, Anne Heinel, Christine Rühmer ... sowie Sabine Durdel-Hoffmann und Susanne Schramke: Für euch soll´s rote Rosen regnen!

Herzlichen Dank an Frau Dr. med. Franziska Wiesent (Endokrinologie) sowie Frau Dr. med. Barbara Smolka (Gynäkologie) für fachliche Feedbacks zu den Inhalten und die wunderbare Unterstützung.

Der Fotograf meines Vertrauens ist Bodo Mertoglu, der Mann für bewegte Bilder Niko Karo; Kilian Trenkle hat mich per FeetUp auf den Kopf und die Social-Media-Plattformen gestellt.

Die Firmen OGNX, Kamah, Kismet, Run & Relax und Lululemon haben mich für dieses Projekt mit ihrer hochwertigen Yoga-Mode unterstützt, meine Freundin Joy Wasem (Sharanam) hat mir eine Mala aus wertvollen Halbedelsteinen zur Verfügung gestellt, die in Manufaktur gefertigt wurde: danke, danke, danke!

Ich liebe es, vor der Kamera und auf der Yoga-Matte zu stehen, über Manuskripten zu meditieren und mit den unterschiedlichsten Menschen im Austausch und Dialog zu sein. Mein Leben ist erfüllt. Ich bin dankbar und auf meinem Weg.

Quellen

- Studie BDY, 2018
- Pasqualina Perrig-Chiello, Entwicklungspsychologin
- Anti-Stress-Yoga, Anna Trökes, Herder
- Du lebst nicht, um zu leiden,
  Blake D. Bauer, Trias
- Hormon Yoga, Dinah Rodriguez
- Iyengar Yoga in der Menopause, Thieme
- Weisheit der Wechseljahre,
  Christiane Northrup, Goldmann
- Das große Yin-Yoga-Buch, Bernie Clark, Trias
- Das Frauen-Gesundheitsbuch, Trias
- Besser essen, länger leben, DK
- Sonja Lyubomirsky, Sechs Glücksfaktoren
- Studie zum subjektiven Wohlbefinden, 2014,
  Online-Ausgabe des Fachmagazins The Lancet
- Das Tu-dir-gut-Buch, Rita Steininger, Patmos
- Heike Höfler, Training fürs Gesicht, Trias
- Heike Höfler, Natural Lifting, Trias
- Yoga als Therapie, Luise Wörle, Erik Pfeiff, Urban &
  Fischer
- Licht auf Yoga, B.K.S. Iyengar, O.W. Barth Verlag
- Body Scan, Marie Mannschatz, GU
- Buddhas Anleitung zum Glücklichsein, Marie Mann-
  schatz, GU
- Meditation, Marie Mannschatz, GU
- Mini-Meditation, Anna Trökes, GU
- FeetUp TT (Lea Zuback)

Literaturtipps

Jack Kornfield, Das weise Herz, München 2008
Jack Kornfield, Das innere Licht entdecken,
  München 2011
Mut, Osho, Allegria
Ulrich Ott, Meditation für Skeptiker –
  ein Neurowissenschaftler erklärt den Weg
  zum Selbst, München 2015
David Servan Schreiber, Die neue Medizin
  der Emotionen, München 2006
Eckhart Tolle, Jetzt! Die Kraft der Gegenwart,
  Bielefeld 2018
Anna Trökes, Yoga Nidra, München 2014
Musiktipps
Deva Premal, The Essence, CD
Sanatam Kaur, Grace, CD
Gaura Vani & As Kindred Spirits, Moods of Kirtan, CD
Kevin James, One, CD

Filmtipps

Mantra – sounds into silence, DVD
Body Scan, Marie Mannschatz, GU

Für noch mehr Balance!

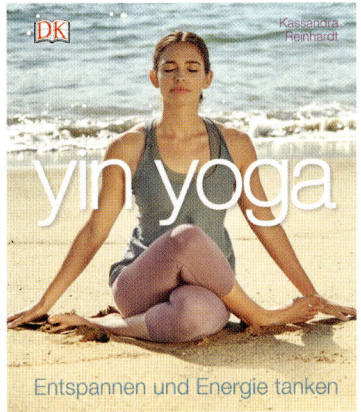

978-3-8310-3411-6
€ 14,95 [D] | € 15,40 [A]

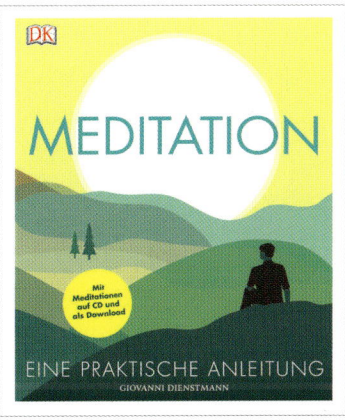

978-3-8310-3671-4
€ 19,95 [D] | € 20,60 [A]

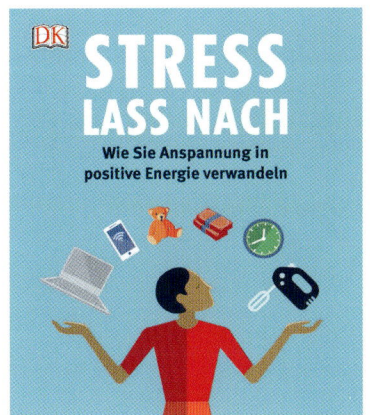

978-3-8310-3541-0
€ 19,95 [D] | € 20,60 [A]

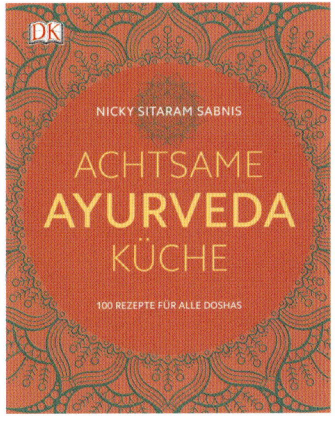

978-3-8310-3649-3
€ 26,95 [D] | € 27,80 [A]

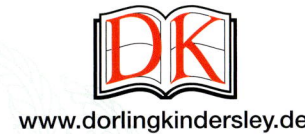

www.dorlingkindersley.de

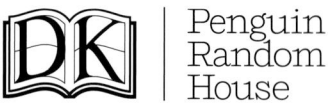

© Dorling Kindersley Verlag GmbH, München, 2019
Ein Unternehmen der Penguin Random House Group
Alle Rechte vorbehalten

Jegliche – auch auszugsweise – Verwertung,
Wiedergabe, Vervielfältigung oder Speicherung,
ob elektronisch, mechanisch, durch Fotokopie
oder Aufzeichnung, bedarf der vorherigen
schriftlichen Genehmigung durch den Verlag.

Texte Barbara Decker
Fotografie Susanne Schramke und Bodo Mertoglu
Fotoassistenz Fotos Susanne Schramke Alexander
Krieger
Make-up & Styling Fotos Susanne Schramke Maria
Tavridou
Make-up & Styling Fotos Bodo Mertoglu Tanja
Schuster
Lektorat Sabine Durdel-Hoffmann
Gestaltung, Typografie, Realisation Veronika
Schmidt, München

Für den DK Verlag:
Programmleitung Monika Schlitzer
Redaktionsleitung Anne Heinel
Projektbetreuung Doreen Wolff
Herstellungsleitung Dorothee Whittaker
Herstellungskoordination Claudia Rode
Herstellung Christine Rühmer
Covergestaltung Veronika Schmidt, München

ISBN 978-3-8310-3836-7

Repro Farbsatz, Neuried/München
Druck und Bindung Leo Paper Products, China

www.dorlingkindersley.de

Hinweis
Die Informationen und Ratschläge in diesem
Buch sind von der Autorin und vom Verlag
sorgfältig erwogen und geprüft, dennoch kann
eine Garantie nicht übernommen werden.
Eine Haftung der Autorin bzw. des Verlags
und seiner Beauftragten für Personen-, Sach-
und Vermögensschäden ist ausgeschlossen.

Bildnachweis:
Susanne Schramke: S. 11, S. 12, S. 19, S. 21, S. 24–32,
S. 41, S. 42–43, S. 59–60, S. 77–78, S. 95–97, S. 113–115,
S. 142–145, Umschlag Rückseite
Bodo Mertoglu Umschlag Vorderseite, S. 6, S. 23,
S. 38, S. 44–54, S. 56, S. 62–74, S. 80–92, S. 98–110,
S. 116–139, S. 156
Dreamstime.com S. 17 (Andrei Stancu), S. 149 (Valen-
tyn75), S. 152 (Nuttapol Noprujikul / Lexhappyman)

Illustrationen
istockphoto.com: AnnaFrajtova alle Icons: 17, 18, 27,
33, 35, 39, 55, 57, 73, 75, 91, 93, 109, 111, 131,133, 137;
homodans alle Hintergründe: 9, 37, 39, 57, 75, 93, 111,
133, 144; Ollustrator Wasserklecks unter Icon: 17, 18,
27, 33, 35, 39, 55, 57, 73, 75, 91, 93, 109, 111, 131,133,
137. **Alle weiteren Illustrationen:** istockphoto.com
L_Kramer

Alle anderen Abbildungen © Dorling Kindersley,
Weitere Informationen unter www.dkimages.com

Der DK Verlag dankt folgenden Firmen für die
freundliche Unterstützung:
Kamah yoga & style (www.kamahyoga.com)
Kismet-Yogastyle (www.kismet-yogastyle.com)
Lululemon München (www.eu.lululemon.com)
OGNX (www.ognx.com)
Sharanam (www.sharanam.de)